ナースのためのシシリー・ソンダース

ターミナルケア　死にゆく人に寄り添うということ

シシリー・ソンダース　著
小森康永　編訳

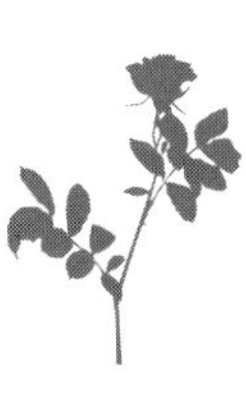

北大路書房

編訳者まえがき

なぜ、"Nursing Times"に掲載されたシシリー・ソンダースの論考を集めたのか？　なぜなら、ソンダースが看護師向けの雑誌に書くとき、彼女の筆がもっとも冴えるからである。それは、彼女が自分の声に一番耳を傾けてほしい読者が看護師だからであろう。なぜか？　それはきっと彼女が看護師を続けることに挫折したからではないだろうか。ソンダースは、持病の腰痛により看護師を続けられず、ソーシャルワーカーになった。しかし、そのあまりに医学的な情熱を見るに見かねた上司が、彼女に医師になるよう説得する（ちなみに、当時、オピオイドの定期投与の有効性をこの上司である医師に教えたのは彼女のほうである）。それで彼女は医師になった。トリプルライセンスの人である。だから少なくとも三者に向けた違う書き方ができる。それに加えて、宗教者としての書き方もできる。正にトータルペインの四つの側面をすべて、身をもって押さえていることになるわけだ。

思えば、トータルペインがその内実を露にしたのは"Nursing Mirror"という新聞である。

私がある患者に痛みについて訊ねたとき、だいたい以下のような答をくれた。その答えの中で、彼女は、この状況において私たちがケアしようとする四つの主たるニードをあきらかにした。彼女はこう言ったのである。「先生、痛みは背中から始まったんですけど、今では私のどこもかしこもが悪いみたいなんです」。彼女はいくつかの症状について説明し、こう続けた。「夫と息子はよくできた人たちですが、仕事があるので、ここにいようと思えば、仕事を休まなければならず、そんなことをしていては貯金も底をついてしまいます。飲み薬や注射が必要だって叫べばよかったのですが、それはしてはいけないことだとわかっていました。何もかもが私に敵対しているようで、誰からも理解されていない感じでした」。そして、次の言葉を口にする前に、少し沈黙した。「でも、もう一度穏やかに感じることができて、とても幸せです」。それ以上質問するまでもなく、彼女は自らの体のつらさと同様心のつらさについて、そして社会的問題ややすらぎを求めるスピリチュアルなニードについて語っていたのである。(Saunders, 1964a)

ここでの描写と、同年、(『処方する人(Prescribers)』というどこか特権的匂いのする雑誌名からもわかる) 医師向けの雑誌に記された、トータルペイン、はじめての歴史的記述を比べてみられたい。

疼痛は、私たちの施設への入院患者の七十パーセント以上に認められる主訴であるが、患者がそれだけを理由に受診することや治療されることは稀である。それを描写しようと試みる患者は、

> 「私のどこもかしこもが悪いみたいなんです」という言葉を使い、体の他の症状について語るだけでなく、自分たちの心のつらさや社会的ないしスピリチュアルな問題に関する描写もそこに含めるのである。この「トータルペイン」の多くは、鎮痛剤なしでも消すことができる。同時に、体の症状に対して注意を払うことにより多くの不安や抑うつを軽減することができる。
>
> （Saunders, 1964b）

なんという違いだろう！　看護師向けのソンダース論考を集めてみる動機としては、十二分である。トータルペイン、スピリチュアリティ、チーム医療、臨床倫理など、医療が大きく変わろうとしている今こそ、これらすべてを既に五十年以上前に見通していたソンダースの英知に触れずにいるのは、あまりにもったいない。

▼文献▲

Saunders, C.（1964a）Care of patients suffering from terminal illness at St. Joseph's Hospice, Hackney. London, Nursing Mirror, 14 February, pp.vii-x.

Saunders, C.（1964b）The symptomatic treatment of incurable malignant disease. Presc J 4:68-73.

目次

ナースのための

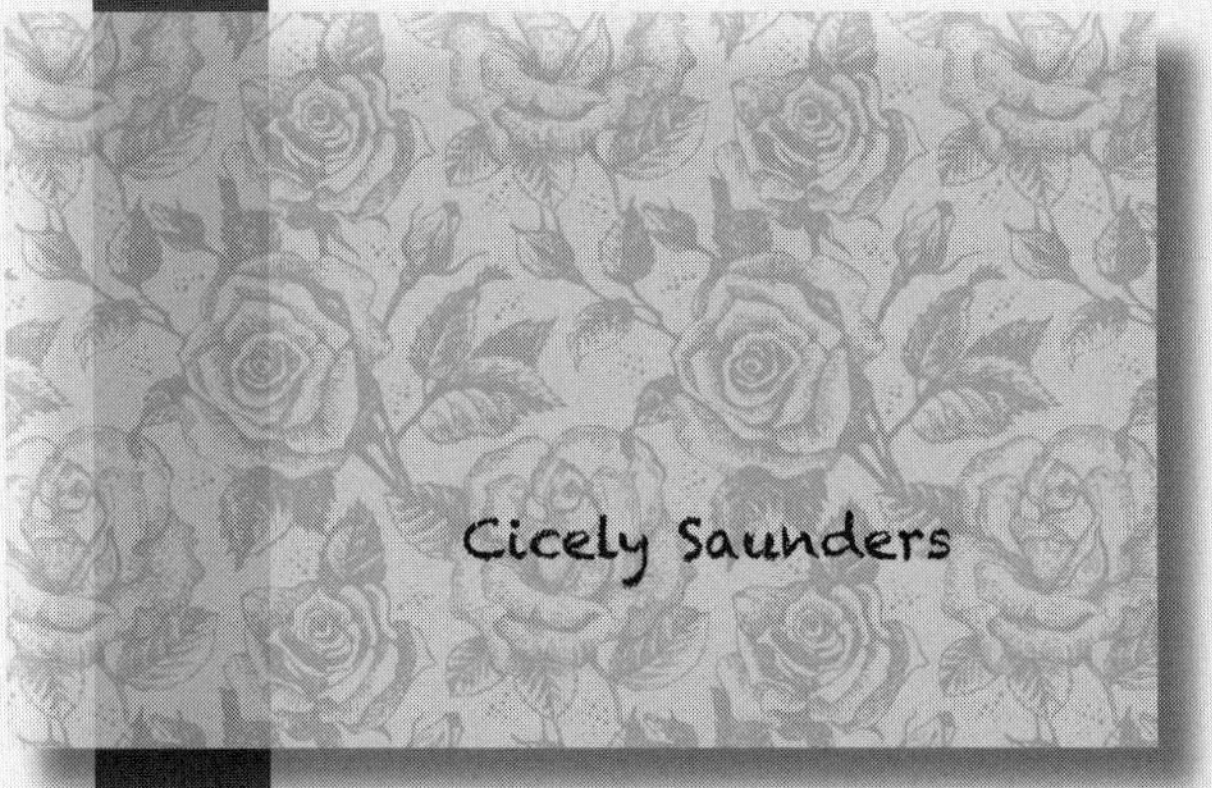

シシリー・ソンダース

第1章　安楽死の問題

Saunders, C. (1959) The Problem of Euthanasia. Nursing Times (9 October), pp.960-961.

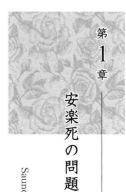

安楽死（EUTHANASIA or 'mercy killing'）の問題は、最近、日刊紙においても取り上げられたので、多くの看護師が、論議を呼ぶこの話題に関する自身の見解について考えさせられたに違いない。もちろん彼女たちは、特定のケースにおいて正しい行為選択を決定すべき立場にはない。しかし、彼女たちは、安楽死について書いたり語ったりする人たち以上に、多くの患者のより近くにいることは確かであり、それゆえ、それについて熟慮された有益な意見を提供できなければならない。

私見だが、この問題には、考えるべき側面が二つある。安楽死は道徳的に正しいのか？　そして、がんの終末期患者における苦痛を軽減する方法は本当に他にないのか？

英国の法律改正を求めるキャンペーンをしている協会のメンバーは、安楽死が苦痛に関する人道主義的およびキリスト教的関心と一致していると言うものの、彼らは、制御困難な疼痛に苦しむ患者の割合に関する統計も、実際にそのような形の解放を望む人の数さえ提示できない。

私たちのものではない責任

私たちのほとんどは間違いなく、もう少し早く死が訪れるよう願った患者を思い出すことができる。私の信念からすると、もしそれに関して何らかの行為に出たなら、私たちのものではない責任を背負うことになるだろう。また、この問題を考えるには、キリスト教的視点しか役に立たないところもあるが、私たちはここで痛みの扱いにくさに直面し、痛みを全体として（as a whole）見ることを求められる。

私たちに見える多くのものと、愛情深く全能的な神への信仰とのあいだのギャップを埋めることは難しい。完全で容易な説明はないものの、（永遠の中にしか見出せないであろう）十分な回答への手がかりならいくつかある。それだけでも、私たちは自信を与えられ、実践上なすべきことを十分に提示される。

神は、意志と行為の自由を人に与えたが、死とそれに導くすべての事柄が人にもたらされたのは、その自由を人自身が誤って使用したことによる。私がこの発言によって意図しているのは、すべての病いが個人的悪行によるものだということではなく、疾患および私たちのその他の病いは、何よりもまず人の（道徳・宗教上の）罪によって引き起こされたということである。病いが神によって容認されているのは、神が病いを、神自身の目的を見せるために使うことができるし、最終的には、人がよりよい善行をするために使うことができるからである。私たちの救いは、イエス・キリストの苦悩と死を介して訪れたのであり、私たち自身の試練は、自分たちの鍛錬と主のイメージへの変容の手段になり得る。私は、終末期の病いにおいてこれが始まるのを何度も見てきたが、苦痛によって圧倒され人生がようやく終わることにしか喜びを見出せないという人も二、三人はいた。これらの患者のことを思うと、私たちは、自分の理解の及ばないところを信じることになる。

聖書において罪のない苦悩の問題が最も十分に考察されるのは、ヨブ記[*1]においてである。ヨブは自らの問いにいかなる答えも与えられなかったが、その代わりに、神のヴィジョンを与えられ、彼の問いは沈黙する。私たちは、イエス・キリストが十字架に架けられたヴィジョンを提示されている。「世の罪を取り除く[*2]」「彼が担ったのはわたしたちの病い、彼が負ったのは私たちの痛みであった[*3]」。そのヴィジョンは、私たちも問うべきポイントを提示する。

合理主義者の中には、この点から反論する者がいる。もし私たちが苦悩にそのような価値があると考えるなら、苦悩を軽減しようとするのは理屈に合わないではないかと。キリスト教者として私たちは、主イエス・キリスト御自身によってそうするよう言われたのだとシンプルに返答することができる。また、苦悩する人々自身はそれを受け入れ、彼らの試練を変容させるよう言われているが、自らそれを求めて出かけるよう言われているわけではないとも補足できる。私たちは、一方で神が「人の子らを苦しめ悩ますことがあっても、それが御心なのではない」[4]と言われ、その一方で、「あなたがたは、これを鍛錬として忍耐しなさい」[5]と言われている。私たちが主の下に支障なく、このパラドックスを残しておけるのは、私たちの義務が十分あきらかだからである。私たちは、他者の試練をできるだけ軽減するよう言われているし、自分自身に試練が訪れたときには、（イエス・キリストの犠牲のストレングスの中で主に任せて）試練を受け入れるよう言われている。

家族の一人として真実に直面する

終末期の病いを先述のように受け入れることで、偉大なる勝利が生まれる。ある男性は、自らの診断を確信していたが、家族の一人として真実に直面すべき時が来たと自己決定するまで、一言も口にしなかった。彼は、自身の恐怖を見つめて克服した後で、告知にはまったく気乗りしない主治医相手に、自らの疑いを確認させた。家族も彼同様、自らの欺瞞に終わりが来たことで、気持ちが軽くなった。彼は自身で終わりを耐えやすいものにし、家族に喜びさえ与えたのである。彼は、滅多に自己表現はしなかったものの、とても現実的なキリスト教信仰を維持し、今後起こるべき事柄について詳細な準備をした。また、おおらかなユーモアとウィット、そして遺していく者たちへの親切な理解によって、葬儀の計画と多くの現世的後始末をこなした。彼は、自分をケアしてくれる家族の重労働について語り、病院に入院すべきではないかなどといろいろ医師に相談した。医師は、病いの過程に対する患者の現実的で、ラブレー[*6]を思わせる態度に、ずっと驚かされ続けた。彼は自己憐憫のかけらもなく、かなりの痛みに耐えた。また、最後の二日前まで、コデイン合剤数錠とブランデー、そして少量のモルヒネによって、意識は清明で、かなり活動的であったが、亡くなる数時間前には、意識も薄れた。この素敵な数時間は、家族の幸せな人生においても最上と言えるものだった。よくない時間も彼らの誇りとして記憶されている。最後の病いが、この男性に最上の時間をもたらし、彼の人生を完遂させたわけである。

和解とやすらかさを見出す

死が近づいたとき、圧倒され、打ち負かされたように見える人もいるが、見たくはない苦悩にすり替えるような真似だけはすべきではない。なぜなら、私たちは、死にゆく人が最期の日々に何を和解として何をやすらかさとして見出すのかを知る立場にはないからである。ある孤独な若い男性のことが思い出される。つらさに耐える中、彼は意識がぼんやりする苦痛に突入し、あたかもこれこそ「安楽死」が必要な状況に見えた。ところが、彼は意識をもう一度取り戻し、最期となる二週間のあいだに突然、以前彼に提示された援助を受け入れ、生まれてこの方ないがしろにしてきた神を認めることにした。彼の穏やかさは、以前の惨めさ同様、あきらかであった。このような記憶のために、私たちは、時期尚早に人々から機会を奪おうなどとは思わないのである。具体的な数字は出せないが、遂に人生の終わりが訪れたとき、準備万端という人も何人かはいたものの、他の多くは、最期の瞬間まで忍耐と勇気の中にいて成長を続けた。それは、個人的信仰から始め、神の栄光がすべてのニードを十分満たすと証明する人だけではない。なぜなら、このような病いにあってはじめて信仰を見出す人も多いからである。

そこには、信仰を表現し変容する人々だけでなく、実際に、自分の死が間近だと知っている人もいる。私の経験では、憤慨、つらさ、そして困難は、患者と身内の双方において正に特別例外的なものである。

C氏は、一九五六年八月にがんで胃の全摘出術を受けた。二年半後、彼は終末期ホームに入院となった。彼は復職するほどには決して回復せず、入院前数週間は嚥下障害と嘔吐がひどくなり、苦しんでいた。入院時、彼は惨めで、やせ細っていた。私たちは嘔吐を止められず、いろいろな意味で彼に満足を提供するのは、容易ではなかった。彼は医学的治療と看護に不平を言ったし、家族との関わりも困難で、十二日後には退院を強く求めた。父親はずっと難しい人だったと娘たちは口を揃えたが、その求めに応じて、私は彼に真実の病状を告げ、自宅での適切なケアは不可能だと忠告した。彼はこう言った。「わかったよ、ドクター。脱走はしないが、もう決心したんだから、家族がなんとかするさ」。そして、自宅に戻っていった。しかし、その五週間後、私たちのところに戻ってきた彼は、まるで別人だった。

入院時に彼はすぐ、「私が間違っていた。息子は私の面倒を見るために仕事を辞めなければならなくなったが、それは無理な相談だ。これで仕切り直しだ」。彼は、子どもたちが自分の好きなようにさせてくれたことや自分を家で看ようとしてくれたことに、至極感謝していた。彼は時々はひねくれた一面をのぞかせたものの、二週間後に亡くなるまで、より忍耐強く、より好感の持てる男性になっていった。私の印象では、彼は生まれてこの方そのような謙遜だとか無私とは無縁であったので、私たちは、彼がこのような病いや苦痛を抱えてからそれを達成したのだと深く賞賛した。しかし、私見では、この苦悩だけが、彼をそのようなことができるような場所へと彼を連れて行くことができたのだ。それが、彼の中にある最上の部分を引き出したのであり、その引き起こされた事実自体が、彼が（スピリチュアルなことなどおくびにも出さなかったが）神の国から遠くにはいなかったことを示していたのだ。

安楽死支持者の一部は、このような議論には心を動かされないだろう。なぜなら、このような超越的価値は彼らにとってなんらリアリティがないからである。彼らにとって、それはあり得たとしても不必要なものであり、二流の答えであることに変わりはない。

二つのホームでの私の経験によると、患者の苦悩の九十パーセントは軽減することができるし、痛みを完全には軽減できない領域であっても、その技術を持ち込むことは可能だ。残りの十パーセントは、疼痛よりも制御困難な嘔吐、嚥下障害、そして呼吸苦で苦しんでいるが、一つか二つの精神的苦痛も際立っている。私たちは時に、こうした患者たちに深い鎮静をかけるが、それ自体で致命的になるほどの麻酔薬を投与したことは一度もない。私たちは引き続き、新しい援助法を試しており、失敗に終るところでも、できる限りのことを患者と共有したのだと感じられるよう努力している。

これは、患者がこの国で実際に苦しんでいることを否定するわけではなく、実に多くの人々が苦痛に苦しむ必要がないということを申し立てているのである。私たちは、安楽死が間違いだと考え、そう言う権利を持っているが、苦悩を軽減するために援助を行う責任も持っている。問題のこの側面は、この連載において、さらに詳細に語ることになるだろう。それは、病院や終末期ホームで働いている人々の視点から書かれることになる。なぜなら、それが私自身の経験だからである。多くの患者にとって、自宅にいて、身内や在宅ナースおよび家庭医にケアされることが理想である。よって、ここで提示する示唆のほとんどがそのような状況においても適切だとされるよう願っている。

＊訳注

一九五九年といえば、シシリーは医者になってまだ二年目である。たとえ看護師のための雑誌とはいえ、緩和ケア領域の重要な問題について真正面から自らの意見を六本の連載という形で主張するというのは、何とも大胆である。

この連載にはそれぞれ数行の囲い記事がある。たとえば、本論は次のように紹介されている。「死にゆく人のケアは、読者一人ひとりにとって個人的に関心のあるテーマである。驚くべきことに、それに関する文献はほとんどない。この六本の連載の筆者は、看護師であり、医師であり、かつアルモナー（ソーシャルワーカー）でもあり、このテーマについて書く資格を特別な形で満たしている。ソンダース医師は、連載を安楽死反対の立場で論ずることから始めている」。もう一つの記事は、彼女の経歴にあてられている。

「シシリー・ソンダースは戦時看護師としての訓練を聖トマス病院で受けており、除隊前に資格を得ている。彼女はオックスフォード大学で哲学、政治学、および経済学の学位を得ているし、公衆衛生および社会管理の学位も得ている。その後、病院アルモナーとして実践訓練を受けた。彼女は、一九四七年に聖トマス病院でアシスタント・アルモナーに任命され、そこで働いている間に、終末期疾患の問題に関心を抱いた。一九五一年には、その仕事を探求するには医学訓練が不可欠だと考え、聖トマス医学校で医学を修め、一九五七年に医師免許を取得した。彼女は

表1　"Care of the dying" 連載比較

	1959	1976
1	10.9 ①私たちのものではない責任、②家族の一人として真実に直面する、③和解とやすらかさを見出す	以下の２本に分割。 7.1「適切な治療」①の一部、スコットの日記 7.8「意味」「実践」「誤解」
2	10.16 ①受容とやすらかさ、②私たちが共同作業する権利、③真実は言葉の中にはない、④もうひとつの希望	7.15 冒頭あり、①②③、ただし④は「希望とは何か」と「スピリチュアルヘルプ」に分かれ、後者に④の後半が挿入
3	10.23 冒頭①恐怖の表出、②薬剤耐性、③私たちの自信	7.22 1959 の冒頭は「症例」に変わり、①はそのまま残され、「基本的原則」が挿入、②は修正あり、③はそのまま
4	10.30 ①②③④⑤	7.29 ①②③そのままで、④は大幅修正、⑤そのまま
5	11.6 ①②③④⑤⑥⑦⑧⑨⑩⑪⑫⑬	8.5 13 の病状のうち「病的骨折」と「発作」が消えて、「体重減少」と「脱水」「かゆみ」が追加。「自立」も追記
6	11.13 ①信頼獲得、②目ざといケア、③共有される奉仕	8.12「和解とやすらかさを見出す」「患者が死ぬとき」①②③

ここ三年間、聖メアリー病院医学校薬学部の研究員であり、終末期疾患を抱えた患者における鎮痛剤やその他の薬剤に関する研究を行っている」。

"Nursing Times"に連載された本稿を筆頭とする六本の論文は、十七年後の一九七六年に、加筆訂正されて七本の論考として同誌に再登場する。そこで、それらの対応論文の異同について大まかに記しておきたい（表1参照）。ソンダースの思考の変化を示すものとして興味深いからである。なお、本稿の一九七六年版は、ほとんど一から書き直されていると言っても過言ではないほど大きく異なる。

＊1　ヨブ（Job）は旧約聖書に収められている『ヨブ記』の主人公。それは、がん患者であれば誰もが問う、「なぜ自分ががんにならねばならなかったのか？」という根源的な問いとそれに対する回答を二五〇〇年程前に既に提示したことで知られる。ヨブは、善人の見本のような人だった。しかし、サタンが、あいつは恵まれているからああしていられるだけで、家族や財産を奪ってやれば、きっと神に呪いの言葉を吐くだろうと神に耳打ちする。それを試してみようと。そして実際、ヨブは、そういう目にあう。だが、一切不満を口にしなかった。「わたしは裸で母の胎を出た。また裸でかしこに帰ろう。主が与え、主が取られたのだ。主のみ名はほむべきかな」と言うだけであった。そこで、サタンはヨブの体をいやな腫物で覆い尽くす。ヨブはそれにも耐えるものの、見舞いに来た三人の友人の様子を見ると、信仰がぐらつく。すると友人たちは、罪のない人を神が罰するはずはないと、ヨブを非難し始める。ヨブはそれについて「自分は神に対して罪を犯したことがない」と反論し、最後には、神に対して「もしあるというのなら、私の罪は何なのか、それを教えてくれ」と挑む。結局、神がヨブの目の前に現れ、人間の分際で何をぬかすかと彼を一喝する。すると、ヨブは自分が神を疑ったことを悔い改め、神は神で、サタンの試しによく耐えたとヨブを誉め、もう一度、幸せにするというのが、大筋である。つまり、ヨブ記は、悪いことなどしていないのになぜ自分だけがこんなつらい目にあわなければならないのかいう疑問を持つ人たちに一つの答えを提供している。すべては神の思し召しなのだと考え続けることが大切なのだと。しかし、それでは納得しない人もいる。たとえば、須山静夫は文学者として自分が尊敬する作家を探求する中で、フラナリー・オコナーを発見する。「何故自分は愛す

る人を失ったか、ではなく、そもそも何故その人と出会えたのか、そのことの恩寵を考えよ」。

＊2　"bearing away the sin of the world" 本文中に記載はないが、おそらく、ヨハネによる福音書 1: 29／新共同訳（新）164 頁：John 1: 29. からの引用。

The next day John saw Jesus coming toward him and said, "Look, the Lamb of God, who takes away the sin of the world. ソンダースの愛読している聖書は New American Standard Bible のようである。

＊3　"bearing our griefs and carrying our sorrows" ここも同様に、イザヤ書 53: 4／新共同訳（旧）1149 頁：Isaiah 53: 4. からの引用。イエス・キリストにかかる文章がなぜ旧約聖書からかと思うが、『第二イザヤ書』の「主の僕（しもべ）」に関する箇所からの引用であり、この歌は、苦難に意味を見出した重要な部分で「僕（しもべ）」の代理贖罪的な死は、イエス・キリストを預言したものというのが、その理由であろうか。

Surely he hath borne our griefs, and carried our sorrows.…

＊4　"doth not afflict willingly nor grieve the children of men" 同様に、哀歌 3: 33／新共同訳（旧）1290 頁：Lamentations 3: 33. からの引用。

For He does not afflict willingly Or grieve the sons of men.

＊5　"it is for discipline that we have to endure" 同様に、ヘブライ人への手紙 12: 7／新共同訳（新）417 頁：Hebrews 12: 7. からの引用。

It is for discipline that you endure; God deals with you as with sons; for what son is there whom his father does not discipline?

＊6　十六世紀のフランスの物語作家、医師。民衆的な笑いと鋭い風刺が持ち味。

第2章 患者は…を知るべきか？

Saunders, C. (1959) Should a Patient know… ? Nursing Times (16 October), pp.994-995.

患者は自分が死の間近にいることを知るべきか？　この問いは、看護師と医師、そして患者の友人や身内によっても率直に議論されることである。独断的な意見はまずいものであり、一般的原則を示唆することは不可能であるが、もしも私たちが蚊帳の外に置かれるのはよしとせず、感情による決定よりは多少ましなものを目指すのであれば、このテーマについてのいくらか基本的な原理を考える必要がある。

四十四歳の女性が、子どもたちが成長して家を出た後、もう一人赤ん坊を産んだ。妊娠中も出産後も、彼女はひどい「消化不良」になったが、赤ん坊が一歳になるまでレントゲンは撮られなかった。結局、開腹手術によって、胃に手術不能のがんが見つかった。三ヶ月後、彼女は終末期ケアホームに入院となった。入院時、体重は五ストーン（約十一キログラム）も減っていたが、まだ減る傾向で、脱水もあり、「体の至る所にうずきと痛み」があった。日に四回、オムノポン（omnopon）3分の1グレーン（約21ミリグラム）とクロールプロマジン25ミリグラムが注射されており、水道水が継続的に直腸に注入されていた。彼女の口に入るのは、わずかな氷だけであった。初回面接時、彼女の応答はよく、意識も清明で協力的であり、痛みが軽減されてのどの渇きも多少おさまったことに喜びを感じていた。

受容とやすらかさ

入院後二週間で、状態はさらに悪化し、彼女は落ち着かなくなり、自宅を恋しがった。そして、私たちの治療に疑問を抱き始めた。彼女には話すことが必要だと理解されたので、ゆっくり二人だけで話す機会を持った。この面接での最初の発見は、彼女の不幸の引き金が、夜勤看護師のそっけなさにあったということだ。しかし、それについての相談が済むと、彼女は質問をし始め、徐々に自分のより深い困りごとをあきらかにした。そして最後に、診断と予後について真実を聞かせてほしいと言った。真実に対する彼女の即座の反応は、喜びであった。「これまで何度も何度も訊いたのに、誰も答えてくれませんでした。当人が知りたがっているのに聞かされないというのは、とても間違っていると思います」。彼女は状況を驚くほどの穏やかさで受け止め、スピリチュアルな話に向かうように見えた。しかし、チャプレン[*1]には会いたがらなかった。

彼女は随分やすらかさに満ちていたが、あまりに家に帰りたがるので、病棟看護師である修道女は、自宅でどうしてもしたいことが何かあるに違いないと確信した。修道女が彼女と話すために腰を落ち着けた頃には、彼女はとても弱々しくなっていたものの、意識は完全に清明であった。そして、修道女は遂に、彼女がローマカトリック教会に参加したがっていて、そのためには、自宅に戻る必要があると考えていることを知った。すぐに司祭が呼ばれ、死の前日に、彼女は教会員として迎えられた。他の家族は、どちらかと言うとこの教会の信仰を捨てた人々だったが、彼女のこの行動と、彼女の受容とやすらかさに強く心を動かされた。

私たちはここで、患者と二人だけで話すことと、恐怖を徐々に表出するよう患者を援助することが、いかに本質的なものかを知る。私たちはここで、恐怖を遠ざけようとしてつく嘘が、実際にはいかに苦痛を上乗せするのかを知る。患者こそが私たちよりも自分の本当のニードを知っているが故に、イニシアティヴを取ることが患者に許されるべきなのである。私たちはここで、問題は一人の人によって解決されるのではなく、何人かの人によって解決されることを知る。そのような人というのは、患者の信頼を得ながら、お互いに個人的貢献をなすよう援助し合える者でなければならない。

補足すると、多くの患者は、誰かに文句を言っているより退院を望むものである。ここで問題にされた看護師は他にも多くの不幸を引き起こしていたが、この患者による直接的疑問以外でそれらが発見されたことはなかった。このエピソードによって、彼女は病院を去ることになった。

私たちが共同作業する権利

この患者はいったん真実を知ると、やすらかさと穏やかさを見つけることができ、彼女の最期の日々が、家族にもよい意味で大きく影響すると思われた。彼女は、率直な要求を優先したが、いつもそうとは限らない。中には、知らない方を慎重に選ぶ者もいて、患者は、自らの選択権を持つと同時に、共同作業する権利も持っている。私たちは患者と意識的に相互欺瞞を演じることもあるが、患者がそれを無意識に行うこともある。そのような場合、歓迎されざる情報や時期尚早な情報が飛び交い、患者とその身内双方を混乱させることになりかねない。私たちが絶望を見るのが、ここである。新しい医師や新しい治療法を死にものぐるいで探すこと、自己憐憫、そして分裂である。これらは、「このような場合、真実を語ることで功を奏したことは一度もない」と言う人によって引き合いに出される。

身内は患者同様、真実を知ることについていろいろな願いを抱いており、その多くは、患者には本当のことは知らせず、これまで通りの関係を続けさせてもらえないかと言う。中には、そのようにして最期までうまくいく家族もある。そうもいかなければ、過剰反応を抑制する必要が生じたり、患者が家族と本当に誠実に向かい合いたいと願う瞬間をわかってもらう必要が出てくる。ある患者がひどく苦しんでいた。なぜなら自分が死にゆくことを徐々に理解していたとき、夫は見るからに陽気で、死のことなどまったく念頭にない態度でいたからである。夫は、現状について説明されてようやく、自分がいかに心配しているかを妻に語ることができた。

別の人間が考えたり必要とするものを知ることは難しい。決定に関する最終責任は医師にあるのだが、あまりにしばしば私たちは頼りなく、誰もがそれを誰かに託すものだ。病院において、それはたいてい、インターンと病棟看護師のあいだに落ち着く。コンサルタントから多かれ少なかれ決定的な印籠を渡されるわけである。病棟看護師はしばしば、患者のニードを最もよく知っているが、それを自分の仕事だとは感じていない。インターンは経験が浅く、往々にして全体的状況に当惑しているので、大方、直接的質問を受けるのは、清拭をしている看護師ということになる。それはあきらかに彼女の責任ではないので、その問いは誰かもっと上のスタッフに渡さなければならない。そうではあるが、彼女は患者の苦痛において当人に最も近いところにいるわけであり、当人がそれに直面しているときに患者を援助できるだけでなく、患者を理解できる立場にいる。

真実は言葉の中にはない

基本的に、相手を慎重に欺くことは正しくなく、真実は、いかなる状況であれ、軽々しく投げ捨てられてはならない。しかしながら、私は、すべての患者が自分が死の間近にいることを知ることは必須ではないと考える。一番大切な原理は、愛である。それはセンチメンタルなものではなく、思いやりであり理解である。患者と密接な関係にある人々は、相手が真実を知らされたいのか、知る必要があるのかを決定する最もよい立場にいるだろうし、礼儀正しさと親切を兼ね備えた友人として接近することもできるだろう。このような状況であれば、真実を知りたい人々は、真実を受容し、それに直面するストレングスを見つけることもできる。

私の経験では、真実は、患者が訊ねなくても言われなくても、死にゆく人の多くに（というよりそのほとんどにおいて）徐々に訪れるものだ。彼らはそれを静かに受容し、しばしば厳粛に受け止めるのだが、中にはそれについて議論を望まない者もいるので、私たちは本人の黙りがちな点に敬意を払わなければならない。中には、イニシアティヴを取り、初期の段階で質問する者もいる。しかし、よく配慮された親切な答えが返ってくると思わない限り、彼らが質問することはない。もし彼らが質問したなら答えを返すべきだと思う。私たちの方がイニシアティヴを取ることが正しい場合は稀であり、たとえ質問された場合でも、患者が完全な情報を提供されるべき用意ができていないと判断される場合には、私たちは時に、言葉を濁したり、紛らわしい言い方をしなければならない。私は、真実を伝える決定をすることやそれを実践することが容易であるとか、それにおいて後悔することはないなどと装うつもりはない。

もう一つの希望

誰しも回復のすべての望みを奪ってはならず、光のないところに人をひとり置き去りにしてはならないというのは、正しい。真実を語ろうとする人々は、患者にはもう一つの希望があり、患者は希望と勇気を持って現実に直面できるよう援助され得るのだと信じていなければならない。

英国国教会には、死および死の準備に関する教育はほとんどない。英国人の多くにおいて、教会が本当に関わっていることに関する無知は大きい。しかし、死後の存在に関するなんらかの希望はほとんど普遍的なものである。「医師は、死後の人生に関する可能性についてどんな個人的見方をしているにせよ、死にゆく人の前では、それを信じているかのように振る舞うべきである」(Craddock)[*2]。もし医師ないし看護師が役割以上のことができて、自然に話すこともでき、イエスにおける神の慈悲と「もはや死はなく、もはや悲しみも嘆きも労苦もない[*3]」場所に本当の信仰を得ているならば、患者はしばしば熱心な反応を得る。これは、十一時間目に雇われた者の反応となるかもしれない。「ぶどう園の労働者」のたとえにおいては、十一時間目に雇われた人々が「まる一日、暑い中を辛抱して働いた[*4]」人々と同じ報酬を得る。このような援助のほとんどは、間接的に提供されてこそうまくいくものであり、気乗りのしない患者であればそれを容易に拒否できなければならない。歓迎されざる議論こそ、害となるからだ。

死にゆく人のケアは、医師、看護師、そしてチャプレンが共同作業するための特筆すべき時間である。現代の実践においては、多くの人々が教会からかなり距離を置いているので、この段階での聖職者の訪問への応対に困難を感じる。さらに、ウォーチェスター（Worcester）が指摘するように、「死にゆく人は必ずしも聖職者と医療者とのあいだの区別をするわけではなく、身体的苦痛の軽減と慰めとのあいだの区別もできないのである」。

相手の話を聴く時間と心を持っている医師と看護師は、あらゆる問題、つまり精神的、道徳的、そしてスピリチュアルな問題も含めてすべてを持ち込まれる。彼らは、可能であれば聖職者に患者を紹介するが、大切なのは、聖職者が最期の瞬間に限らず呼ばれることである。多くの病院ではチャプレンの訪問はルーチンになっているが、もしも特別なニードを抱えた患者ができる限り早く聖職者に紹介されれば最も役に立つはずである。私たちは、誰か他の人を呼び入れる機会を伺いつつも、私たちのところへ来た人々のために最善を尽くす責任がある。なぜなら、身体的ニードのある患者を援助してきたその人こそが、患者の信頼への鍵を持っていて、患者をそうした方向へ向けて援助するドアを最初に開くからである。

＊訳注――――――

本稿の一九七六年版はその冒頭、まず一九五九年版のタイトルについてコメントがあり、第二段落の四十四歳の女性についての記述がそのまま続けられる。「受容とやすらかさ」、「私たちが共同作業する権利」、「真実は言葉の中にはない」までは多少の追加はあるがほぼ同じである。ところが、第四節の「もう一つの希望」が二分されて、「希望とは何か?」と「スピリチュアルな援助」になる。後節は「もう一つの希望」の後半そのままであるが、前節はまったく異なる。特にポーラという女性の症例に数段が割かれている。

＊1　病院や学校などにあるキリスト教の礼拝堂（チャペル）で働く牧師のこと。生きることの意味や目的、死後の世界などについて共に考える。

＊2　おそらく，Fred B. Craddock のこと。Professor of Preaching and New Testament at Candler School of Theology in Atlanta.

＊3　"where there shall be no more death, neither sorrow, nor crying, neither shall there be any more pain." 本文中に記載はないが、ヨハネの黙示録 21: 4 ／新共同訳（新）477 頁 : The Revelation to John 21: 4. からの引用。

＊4　"who had borne the burden and the heat of the day." ここも同様に、マタイによる福音書 20: 12 ／新共同訳（新）38 頁 : St. Mathew's Gospel 20: 12. からの引用。

「十一時間目」とは、朝の六時から労働が始まり、十一時間目の午後五時のことを指す。天の国がぶどう園にたとえられている。ぶどう園の主人は、朝の六時に労働者を雇い、その後九時、十二時、午後三時にも追加し、最後に五時にも雇い入れる。そして「最後に来た者から始めて、最初に来た者まで順に」同じ賃金を支払う。そこで最初に雇われた人たちが不平を言う。「最後に来たこの連中は、一時間しか働きませんでした。まる一日、暑い中を辛抱して働いたわたしたちと，この連中とを同じ扱いにするとは」。主人はその一人に答えた。「友よ，あなたに不当なことはしていない。あなたはわたしと一デナリオンの約束をしたではないか。自分の分を受け取って帰りなさい。わたしはこの最後の者にも，あなたと同じように支払ってやりたいのだ。自分のものを自分のしたいようにしては，いけないのか。それとも，わたしの気前のよさをねたむのか」。そして，このたとえは，「このように，後にいる者が先になり，先にいる者が後になる」と結ばれる。もちろん，これは労働者に賃金についてだけ述べているものではなく，神の慈しみについての物語である。いくら遅くとも，神の愛が及ばないほど遠くにいる者はいないということだ。

第3章 終末期がんの疼痛コントロール

Saunders, C. (1959) Control of pain in terminal cancer. Nursing Times (23 October), pp.1031-1032.

W夫人は五十四歳のとき、かなり進行した子宮頸がんを指摘され、九ヶ月間で三回のラジウム療法を受けた。その後、三ヶ月間自宅で過ごしている間もがんは進行し、結局、終末期ケア病院に入院となった。

入院時、夫は私たちに、妻も診断については知っておくべきだと思って既に話してあると語った。彼女はかなりの痛みのために自宅でのたうち回っていて、本人はそれを「時に痛みでお先真っ暗」だったと言った。彼女の定期処方は少量の麻薬と鎮静剤のみだったので、「時間をやり過ごすために」日中でも屯用の鎮静剤をしばしば使っていたと言った。彼女は病院と死を怖がり、到着時にはとても緊張していて、涙ぐんだ。彼女はあきらかに痛みの中にいた。外陰部には二次性海綿腫があり、ひどい排尿時痛を伴っていた。彼女は知的で、はじめから協力的だった。

恐怖の表出

局所鎮痛塗布剤が外陰部の海綿腫に処方され、尿路感染にはサルファ剤が投与された。アスピリン噴霧液10グレーン（gr=1/7000lb=64.7989mg）とネペンテ（nepenthe）30ミニム（minim=1/60dram. Fluid Dram=1/8floz〔英では3.5517 ㎤〕なので、30minimsは約1.8cc）が一日四回投与されると、痛みはコントロールされた。彼女はすぐに落ち着き、入院の二、三日後には恐怖をいくらか打ち明けた。彼女は自らの病いを過去の罪のせいだと考えており、とても熱心に祈るものの、罪悪感によって孤立感を深めていた。彼女はおそらく主治医を信頼していた。なぜなら、彼女にとって、それは部分的に医学的問題であり、私たちの他には誰もおらず、急いで何かをする必要もなかったからである。私は彼女を援助しようとし、彼女はやすらぎを得られたようではあったが、彼女の許可を得て、私は主任修道女に会話の一部を話し、チャプレンに伝えてくれるよう依頼した。

この後、W夫人のやすらぎと受容は、人生の終わりまでずっと続き、私たち全員の賞賛を得た。入院後三週間ほどすると、彼女は私たちに「病気になって十五ヶ月が経ちますが、これほど調子のよいときはありませんでした」と言った。しかしながら、その頃には、坐骨神経への浸潤があきらかになり、排尿障害はさらに深刻になった。彼女は、オムノポン（omnopon）3分の1グレーンを夜に注射することでよく眠れたが、早朝は最悪の状態だったので、同量のオムノポンが起床時にルーチンとして投与された。アスピリン噴霧液とネペンテは、これまで通り続けられた。この頃には、外陰部の腫瘍が尿道を圧迫し始めており、尿閉と疼痛のエピソード後、自己排尿カテーテルが局所麻酔下で挿入された。これは、問題がないというわけではなかったが、不可避な処置であった。

オムノポンが3分の2グレーンまで増量されると、彼女は「眠い」と不満を訴えた。そこで、オムノポンもカクテルも中止され、その代わりにモルヒネ2分の1グレーンとアミフェナゾール(amiphenazole) 30ミリグラムが共に日に四回定期的に注射された。後者の追加は、昼間の眠気を克服するのに役立ち、彼女は追加の効果をすぐに実感した。カテーテルは一度となく彼女に苦痛をもたらしたが、この組み合わせが痛みをコントロールした。

入院七週後、W夫人の状態は急速に悪化し始め、肺炎を併発した。モルヒネはアミフェナゾールなしで続けられた。その後二、三日で彼女は傾眠がちとなり、数時間の昏睡状態を経て他界した。

麻薬だけが私たちの疼痛軽減手段ではない。W夫人の苦痛のほとんどは、スタッフの技術に対する彼女の信頼によって軽減されたのである。時に、局所温罨法ないし外用薬、大量の制酸剤、腸管の動きへの注意、そしてその他のあらゆる看護が、本当にひどい痛みを援助する（詳細は後述）。症例によっては、抗生物質の投与も価値がある。忘れてならないのは、W夫人が精神的およびスピリチュアルな悩みにおいて援助と理解を必要としていたことと、入院時それが彼女の最大の苦痛であったことである。上記のことは、省略されてはならない。それでも、多くの患者は相変わらず、痛みを和らげるために多くの特定の麻薬の中から注意深い選択を求めるものである。

もちろん、これは医師の領域である。しかし、看護師は屯用薬を与える際に、しばしば、実に多くの選択の自由を与えられている。そして、患者を観察し、その効果を評価するのは、看護師の責任である。研修医がしばしばこの領域についてあまりに経験不足で、看護師にアドバイスを求め、時にそれに従うというのも、真実である。

W夫人は入院時、激しい持続痛を呈していたので、最初から定期薬が処方された。私見では、これがこの手の患者の疼痛治療における基本的原則である。痛みが麻薬投与のタイミングを決めるのではなく、患者が痛みに悩まされるやすぐに通常量の麻薬を投与することだ。患者が薬を求めるまで待つというのは安全策ではない。なぜなら、(痛みはいったん本当にひどくなると、いかなる薬物に対しても拮抗薬になり得るのに）患者は長く待ち過ぎるか、あまりに早く薬を求め過ぎて嗜癖が問題になり得るからである。もし患者が最初から迅速な疼痛軽減を得ていて、自分が次の薬が来るまで待てるとわかっているなら、患者は恐怖と緊張によって痛みを増強させることはない。もちろん、許容範囲というものはあるが、「ちょうどいい時間」まで痛みをじっと我慢していてはいけない(時に、注射のあいだに中等度の経口麻薬があれば十分である)。

可能であれば、薬剤は経口で開始すべきであり、軽度および中等度の痛みはしばしば、アスピリンないしコデイン合剤錠によって驚くほどよくコントロールされる。最も有効な混合剤は、これらをネペンテ15～30ミニムに混ぜることで作られる。

ペチジン（Pethidine）は経口では吸収が不安定であり、注射だとわずか二、三時間しか有効に作用しない。レボルファノール（Levorphanol）とメサドン（methadone）はどちらもその効果が予測し難いところがあり、メサドンはしばしば嘔吐と悪夢を起こす。しかしながら、このような薬剤は患者によっては特別有効であるため、試す価値がある。新しい麻薬が始終紹介されていて、使い勝手を知るのは至難の業だが、終末期がん患者を多くみている人々は、結局いつもオピエート[*1]に戻ると言う。オピエートは、痛み同様苦痛にも投与されるし、自信を持って適切に使用されるなら他に並ぶものはない。

ネペンテであれモルヒネ液であれ、可能なら少量の定期的経口投与から開始される。アスピリン、アルコールないしコカインが加えられた混合液が一日二回さらには四時間間隔で定期投与される。注射はより強い痛みに使用され、より有効である。私見では、等価量のモルヒネとオムノポンのあいだにどちらかを選ぶべきだとする差はなく、持続するつらい咳と、どんなオピエートを試しても嘔吐があるという患者には、コデインが本当に必要とされる。

薬剤耐性

上記薬剤が定期的に投与されるなら、薬剤耐性は、ごく稀にしか生じない。実にごく稀に1グレーンよりも多くのモルヒネ、ないしその等価物を使用するが、ほとんどの患者はそれよりもずっと少量のモルヒネしか必要としない。いったん投与量が設定されれば数ヶ月、時に数年、有効性はそのままで維持される。私は、終末期病院に三年以上いて亡くなった高齢の女性を一人知っている。彼女の顔のほとんどは上皮がんによって浸潤されていたが、意識は清明で、不幸というわけではなかった。ずっとモルヒネが効いていた。ゆっくりではあったが、モルヒネは四時間毎に1グレーンまで増量された。しかし、これは亡くなる数週前までゆっくり減量され、最終的にはモルヒネなしで彼女は完全に快適であった。最期の二、三日で、もう一度4分の1グレーンのモルヒネが使用されたが、その量で十分であった。

嗜癖、つまり注射への持続的渇望は、ほとんど生じたことはない。私たちの発見では、嗜癖になるごく稀な患者は、アミフェナゾールが追加されるとほとんどすぐに反応する。オピエートの必要量を急に増加することは、制御困難な疼痛に対処する上で、最上の策でも最も親切な方法でもないことは、いくら強調しても強調し過ぎることはない。実にしばしば患者の士気を下げるし、実際、患者の不安と精神的苦痛を増加させる。私たちがそのようにして患者の尊厳と、病いに直面する能力を奪うとき、私たちは患者に対して、大いに不必要なひどい仕打ちをしていることになる。そんな状態の患者を見ていることは、患者を愛する人々にとっては恐ろしい経験になるだろう。

少量投与ではるかに少ないものの、副作用はいまだにトラブルを引き起こす。便秘の危険性は絶えず用心する必要があり、治療より予防が優先される。悪心と嘔吐は男性よりも女性に多いが、自然に消失する傾向があり、ほとんど制吐剤に反応する。ひどい傾眠は稀であり、性格変化は少量では表れない。興奮はごく稀に起こるが、呼吸抑制の心配はない。読書ができないほどの集中力低下は問題になる。

さまざまな痛みが合算される経験のほとんどは、私たちの精神的反応から成り立っているので、患者のほとんどに鎮静剤が必要となる。[*2] オピエート自体で十分かもしれないので、鎮静剤は決して不可避というわけではない。そもそもオピエートの効きにばらつきがあるからである。多くの患者は日中でも軽い鎮静剤でメリットがあるが、アルコールは最も役に立つことがある。1グレーンのフェノバルビタールは、眠前の催眠用と同量のものを夕方に使っても、良眠確保に役立つことが多い。もし患者がリラックスできるよう援助されたなら、それに応じて麻薬の必要量は減る。クロールプロマジンやその類似薬剤の鎮静効果は、制吐作用と同じくらい有用である。

私たちの自信

ほとんどの患者が、がんと死は痛みで苦しむものだと考えている。W夫人は、私たちが痛みは亡くなる前には消失するものだと言ったとき、実は痛みが自分を圧倒するのを待っていたのである。診断を知る者は誰でも、この点は保証されなければならない。私たちの再保証と、自らの方法についての自信は、ほとんどすべての患者において終末期がんの痛みはコントロールされ得るということを真実とするために、他の何よりも大きな役割を果たす。

多くの人がシシリーの論考として想像するのが、本稿のようなものではないだろうか。今は使われていない薬物について書かれていても役に立たないと。本当にそうだろうか。それは読んだ後で言うべき事柄だ。

本稿の囲い記事は以下の通り。「私たちは往々にして、終末期の疼痛管理というと、モルヒネやヘロインを増量することしか考えないものだ。しかし、ソンダース博士は、賢明な薬剤管理、つまりシンプルな鎮痛剤使用の重要性を記述している」。

本稿の一九七六年版は一九五六年版にかなりの追記が見られる。冒頭に六段落、「基本的原則」に八段落が追加され、「薬剤耐性」前半は差し替えられている。

＊訳注

＊1　オピオイド（opioid）は、天然のものであれ化学合成されたものであれ、オピオイド様作用を持ち、ナロキソンによって拮抗される薬剤を記述する一般用語である。一方、オピエート（opiates）とは、ケシの汁から抽出された天然の薬剤をより特定して記述する用語である。(Saunders, C., & Sykes, N (Eds.) (1993) The Management of terminal malignant disease. 3rd ed. Edward Arnold.p.41.)

＊2　Much of our total pain experience is composed of our mental reaction and so most of these patients need some sedative.

「トータルペイン」の初出は一九六四年なので、この言葉が一九五九年に使用されているのは驚愕である。ただし、この一文からもあきらかなように、一九五九年当時、シシリーは身体的疼痛が精神的バイアスを受けて、主観的経験になると考えていたようである。つまり、一九六四年に提示される四つの側面の加算というふうには考えていなかったわけだ。よって、ここでは「トータルペイン」という訳語は使用しなかった。

第4章

死にゆく人の精神的苦痛

Saunders, C. (1959) Mental distress in the dying. Nursing Times (30 October), pp.1067-1069.

Rさんは、終末期がんのために入院になった五十四歳の女性だ。彼女の乳がんは初診時既に手の施しようがなく、肺と肝臓にも転移していた。東プロシア（旧ドイツ連邦の王国）の出身であったが、戦後、ベルリンに逃れた。しかし、ベルリンに母と妹を残して、二、三年前にイングランドにやって来ていた。彼女は結婚したことは一度もなく、イングランドに来てからは、家政婦として働いていた。彼女の英語はかなり上達しており、興味深い女性で、とても見栄えがよく、やさしくて、しかも知的であった。しかし、彼女が完全に孤立していて人づきあいが無かったのは、人と本当に触れ合うことが難しかったからである。

援助の難しい患者

彼女には痛みがあったが、主訴は、胸がしめつけられるような感じと息苦しさだった。精神的苦痛は余りにあきらかであった。彼女の人生経験と人格が病いとからみ合っていたことと、一般病棟の評判が彼女にはほとんど耐えられないものであったこともあり、彼女は援助されてやすらぎを見出すことにきわめて困難を感じていた。看護スタッフは彼女を扱いにくい人と感じ、彼女は看護師を理解しがたく思っていた。夜には病棟内を歩き回り、トイレの窓を開けて閉じこもる習慣があったので、私たちの絶えざる心配の種となっていたものの、それが彼女にとって気の休まるものであることもあきらかだったので、許容せざるを得ないのであった。彼女は眠気がくるものは嫌いだったので、最初から薬は拒否し、しばしば悪心に苦しんだ。注射と出血はささいなものでも怖がった。彼女は、私たちが何もしてくれないとか、私たちから与えられたものによって症状が悪化したと感じていた。病状についての理解はまったくなかったが、いかなる改善徴候も一生懸命つかもうとしていたので、彼女に気安く接するのは憚られた。彼女はドイツ人牧師やソーシャルワーカーの訪室も拒んだ。

しかし、徐々にいくらか信頼が確立され、遂に、ある日の診察時、彼女は私の直接的質問に答えた。自分には心配するに足る十分な理由があることと、完全に重い病状にあることを私に語ったのである。このとき、彼女の目からは涙が溢れ出て、私の肩を借りて泣いたが、英国人医師についてのどちらかというとわけのわからない不満を爆発させた後、彼女はずっと穏やかになった。そのときも、その後も、私は彼女に死が間近であることは言わなかったので、彼女はその可能性を決して理解していなかったし、受け入れてもいなかった。この段階で、彼女は私のドイツ人の友達に会うことを了承した。彼女は熟練した精神科看護師であり、次の休日に面会を請け負ってくれた。彼女は特別に共感できる聴き手であり、その訪問はとても大きな価値があった。彼女は、Rさんが自ら思い切ってイングランドに渡ってきたとても孤独な人であり、祖国や家族の元へ帰る気持ちは今でもない人であることを発見することで、彼女の特徴と人格をもう少し私たちが理解するのを援助してくれた。彼女が心底愛したのは、美と完璧さであり、いつもそれらを（人との関係の中にではなく）絵画と音楽の中に求めたのだった。彼女は死を望んでおらず、よくなることを確信していた。

この訪問の後、Rさんの病状は急激に悪化した。私の友達が翌週再度訪問すると、彼女の容態はとても悪く、とても弱っていた。彼女は午後をずっとRさんと一緒に過ごし、Rさんは自分に代わって身内に手紙を書くことと、（そのときでさえ死が間近であることは知らなかったものの）諸々のことはすべて任せると彼女に依頼した。彼女は数多の恐怖や問題について語ったが、私の友人は彼女に理解と同情を示すだけでなく、いくらかのスピリチュアルな援助も提供することができた。落ち着かない一夜が過ぎると、彼女の意識は遠ざかり、翌日に昇天した。

彼女の求めに応じて、ルーテル教会の葬儀を執り行い、彼女の持ち物をすべてまとめて、ドイツ大使館を通じて彼女の身内にそれを送ることができた。葬儀に参列する人は私たちとドイツ人女性牧師補以外に一人もいなかった。牧師補は彼女を知っていたが、彼女がかつて病気になったとき、連絡を取ろうとしなかった牧師補であった。Rさんには、私たちのところにいた五週間のあいだ一人も見舞客はなかったし、イングランドに友達は一人もいなかった。

見知らぬ人による理解

Rさんは引きこもって、ひとりぼっちの暮らしをしていたので、死に際しても必然的に孤独であった。今になって思うと、ビジターとの出会いを調整しなかったことが悔やまれる。たぶん彼女が受け入れることのできる愛情や理解は、そのような見知らぬ人からのものに限られていたであろう。しかも、それは、自分の周りに打ち立てられたバリアがいくらか、自らの弱さによって崩れたときでなければならなかったはずだ。彼女が生まれてこの方ずっとこういう人だったのか、過去のどこかの時点で大いに傷つき、さらに傷つくのを恐れたための孤独であったのかは、私たちには知る由もない。おそらく、こうしたバリアには立ち向かおうとすることさえ差し控えるべきだと感じる人もいるだろうが、私は、彼女の手を握れる誰かがいて、彼女が遂に援助を求めてその手を握る機会があるとすれば、それはとても幸福なことだと思う。私が確信しているのは、彼女が深いやすらぎを得たことと、身内に宛てて書かれた長い手紙が身内の人々にとって大変大きな意味を持ったということである。

ほとんどの患者は、Rさんのような問題は示さないが、相手の心を理解するのはいつでも難しいことである。私たちは努力はしなければならないが、精神的苦痛は最大の苦悩であるため、私たちの死にゆく患者たちは、苦難の道（via dolorosa：キリストが処刑の地ゴルゴタまで歩いた道）を耐えなければならない。

私たちは誰もが、自身の生き残りについて本能的な信念を持っているので、ほとんどの患者は、医師が病気を治してくれるだろうし、それが可能だと強く信じ込んでいて、少なくともはじめは楽観的に治療に臨む。しかし、病いが徐々に、この信頼を蝕んでいき、不安と恐怖が実にしばしばその地位を確保することになる。ベッド上の患者は、自分のどこが悪いのか、痛みについて、そしてさらなる治療ないし手術について恐れを抱く。患者は今身内に起こっていることを心配し、これから起こることも心配しているのだが、次第に死について考え始め、それを恐れるようになる。そして、往々にして、人々が慢性の病い、ないし自分の好きなように振る舞えなくなることをさらに恐れることを私は知った。中には、自身の恐怖を自分にさえ表現することが困難で、心配と戸惑いの中で立ち尽くすかのような者もいる。

医学の進歩への信仰は広まっており、患者の中には自分に治癒がもたらされないことを信じることが困難な者もいる。改善が望めないと知ったとき、自分になされたことに満足できず、憤慨の念で満たされることになる。それは、病院、医師、看護スタッフ、さらには家族に向けられるかもしれない。それは、あからさまに表現されることもあれば、要求がましくなったり、疑いの目を向けたり、あるいは怒りっぽい行動で表現されることもある。患者の中には、率直に言って、被害妄想を抱く者もいる。過去の経験ないし自身の人格のせいで、ベッド上の生活を余儀なくされた患者としての退行的で依存的な状況がとても耐え難いこともある。活動的で運動が好きな人々は、どんどんひ弱になる体が耐えられないだろうし、男性は一般的に自分自身を持て余してしまう。知的で機敏な人は、ひ弱さから来る注意力の低下を同様に耐え難く思うだろう。患者の中には、これがなんとなく自らの過失によるものだと感じたり、過去の出来事に決定的な罪悪感を抱く者もいる。うつ病は多くの人々、特に、ゆるやかな病状悪化に苦しむ人々を直撃する。

偽の希望の有害さ

患者が生きることを決意し、医療者に協力し、そして全力を尽くして積極的治療に挑むのは正しいことだが、多くの人々にとって、病んだ体と疲れた心がそれ以上の治療に耐えられなくなるときがくる。これは、偽の希望によって長きに渡って励まされてきた人たちや、治療は患者次第だから戦わなければならないと言われ続けてきた人たちにとって、大変つらいものである。善意の身内は時に、励まし過ぎることによって、百害あって一利なしとなる。死にゆく人が回復の希望を持っているときのほうが面倒をみるのが容易であることは、多くの人が知るところである。確かに、これが当てはまる人もいるし、周りの人々にとって患者の病いの大半はそのようにして過ぎてゆく。しかし、それがすべてに当てはまるわけではない。私は、避けられない事実を受け入れることによって、大いなるやすらかさと精神的およびスピリチュアルな達成が得られるのを何度も目の当たりにしてきた。

患者はあまりにしばしば、疑問を抱かない知性のない者として取り扱われている。私たちは、どのくらい多くの人々が疑問を抱くのか理解していないし、しばしば患者の不安と身内の不安を過小評価する。患者が、私たちにはささいなことと思われる手術の前の晩に友達を訪ねたり、家族に取り囲まれて過ごすというのは、思いがけないことである。入院時に、患者を家族から離すのは、百害あって一利なしである。患者は家族の一員なのだから、身内は今何が起きているのか知らされなければ、とてもつらい。

入院患者の生活においても在宅患者においても、恐怖が大きな役割を果たすのは同じである。私見では、多くの人にとって恐怖は、よくわからないものよりもよく知ったもののほうが耐えやすい。おそらく死は、最悪のよくわからないものであるが、いったん直面し受容したならば、自分には何が起きているのかわからず、ずっと暗闇に居続ける患者の前に無気味に現れるその他の可能性ほど恐ろしくはないように思える。最近、何度か患者から聞かされたのは、自分が恐れるのは死ではなく、病いや痛みが長引くこととか現状が無限に続くことなのだという意見だ。患者が実際に直面している恐怖を理解しようとすることは、患者がそれと戦うのを援助する上でとても大切なことだと思われる。時に、身内はここでとても役に立つが、自分のことをよく理解していない人や自身の悲しみに巻き込まれている人は、役に立てるほど客観的にはなれない。Rさんは、家族には親密になれなくとも見知らぬ人になら話しかけることができたという点で、特別というわけではない。

精神的苦痛

私たちは、患者の体の痛みと同様、心の痛みをも援助できるし、援助しなければならない。穏やかで、信頼できる看護によって多くのことがなされ得るが、最も役に立つのは、本当の聴き手である。看護師はしばしば、この役割を満たすのに最も恵まれた立場にあり、患者に最高の慰めを提供することができる。

精神的苦痛の援助に時に薬剤を使うのは必要であり、正しいことである。オピエートは無比のものであり、体の痛みがないという理由だけで選択から除外してはならない。少量の経口ネペンテ（nepenthe）で十分なこともある。抗不安薬は、あと数日という状態の患者には概して無効だが、抱水クロラールやバルビツレートは不安の強い患者の鎮静に効果がある。ヒヨスチン（hyoscine）はモルヒネの鎮静効果をかなり増強するが、中には興奮する患者もいる。高齢者に対する効果は予測不能であるが、終末期の精神障碍には最上の薬剤である。時々、モルヒネの一回の注射が数日間有効なことがあるが、そうでなければ定期的に投与する。クロールプロマジンやその類似薬剤は重要であり広く使用されるが、それに反論する人々がいるのは、傾眠となるからである。気持ちが動転したり、非協力的になった高齢者にはとても有効である。

アルコールもとても有益である。夕方の温かい飲み物の中にウィスキーやブランデーを入れるのは、高齢者の安眠に役立つ。これは、患者が急激な疲労感でぐったりしたり崩壊感を持つときにも（これはしばしば、痛みよりまずい）、有効である。シェリーは食欲増進に役立つし、ビールや黒ビールも飲み馴れた人にはよい。他には何も飲まない人もいる。思い出すのは、終末期病棟から毎日地元のパブへ通った男性のことである。彼は嬉々として胃ろうに黒ビールを注いだ。もう一人の入院患者は、ポートワインのボトルだけでクリスマスを楽しく過ごし（「これが本当の昔ながらのクリスマスさ、シスター」）、二日後に他界した。このような飲み物は病院でも提供可能だが、友人や身内の手みやげにも（他に適切なものが思いつかない場合）歓迎される。

患者の覚醒度を維持する上で有効なものは見つけにくい。コカインはベストだが、何らかの関心および活動は、同様に患者を刺激するものであり、最期ないし臨死期まで持続する。私が思い出すのは、英国支援委員会（National Assistance Board）の給付金を競馬につぎ込んでいた男性である。彼は最期まで、ナーシングホームの寮母にチップを渡していた。また、ずっと最期まで娘たちに編み物をしていた女性も何人かいた。

誰かを信じること

　ここでは、他のどこよりも「薬と一緒に自分自身を与える」[*1]ことが重視される。苦悩に耐えられないのは、ケアする者がいないときだけである。親切で同情を示してくれる人を信じることによって、神への信仰と神のケアが容易になることは、誰もが引き続き目にすることである。

　試練に対して、人は最初、反抗で反応する傾向にあるが、繰り返しそれを見ているうちに、受容とスピリチュアルな現実への深い気づきに置き換わることになる。二十世紀の初めの聖ルカ病院への定期的ビジターはこう書いている。「死にゆく過程が人々にもたらすもののなんという美しさ、そして思いがけなさ……穏やかな信頼と甘受の魂が病棟において満たされるのは、主に患者自身の過程です。そこで生まれる特質、終わりに向けての彼らの態度を不思議に思うことを私は止められません」。私は現在でも同じことが繰り返されているのを見る。おそらく、それまで知っていた以上に、今死につつあることを知る人は、ほとんどいないが、患者がそれを知っていようといまいと、痛みや苦悩があろうとなかろうと、それが患者を圧倒することが許されない場所で、患者が歓迎され愛されていると感じさせるときには、ほとんど例外なく、患者の中の最上のものがもたらされる。それが起こるのを見るのは、一つの特権である。

＊訳注

本稿は、シシリーがどのような患者を精神的苦痛の典型例と考えていたかを示していて、大変興味深い。

本稿の囲い記事は以下の通り。「死の恐怖は、患者の心を襲うものの一つに過ぎないと、私たちはしばしばその苦痛のこの側面を過小評価する。重篤な病いのよくある不安のいくつかに関する気づきは、私たちが難しそうな患者を理解する上で役立つ。患者を理解し傾聴しようという試みは、看護技術同様、役立つものである」。

一九七六年版では、第一、二、三、および五節はそのままであるが、四節には、坑不安薬や坑うつ薬の使用について追記がなされている。

＊1　Worcester, A. (1940) "We give ourselves with our pills." In The care of the Aged. 2nd ed. Springfield.

第5章 死にゆくがん患者の看護

Saunders, C. (1959) The nursing of patients dying of cancer. Nursing Times (6 November). pp.1091-1092.

死にゆく患者に最期まで快適に過ごしてもらおうとするなら解決しなければならない、さまざまな看護問題をすべて描写するには、幸い、患者一人では足りない。患者の試練と不快感はさまざまだが、看護の多くは、さまざまな患者に共通している。いくつかの問題は、とてつもなく大きいが、看護技術はそれに対処する際には役に立つ。以下の示唆は、こうした患者を何年もケアしてきたシスターと終末期ホームでの私自身の観察から選び取られたものである。

制御困難な嘔吐　制御困難な嘔吐は最もみじめな症状であり、患者へのいかなる影響よりも看護師に無力感と絶望感を与える。がんの増大による出血や機械的閉塞によることもあれば、処方された薬剤によることもあり、さらに心理的要素によることもある。

患者が痛みを抱えていてベッドに寝ているときには、健常な人々においてと同様、オピエートがそれほど頻繁に嘔吐を起こすことはないが、時にはそれを疑わざるを得ないこともある。一回の制吐剤で十分なこともあるが、二、三回試してようやく効果があることもある。オピエートを何種類か試すのも価値はあるが、ヘロイン（diamorphine）が最も嘔吐を起こしにくいようだ。また、何種類かの制吐剤を試してみて、その患者に最も有効なものを見つけるのもよい。投与方法は注射でも座薬でもよいが、抗ヒスタミン剤は中枢効果と同時に局所的効果もあるので、時に経口薬が望ましい。

患者によっては、元気づけの言葉、消化の良い食事や制酸剤が著効を示す。ほとんどの食事が口を通らなくても、ソーダ水か氷水なら飲むことができる。他は駄目でもアイスキャンディならいくつでも食べられる患者もいた。さらには、鎮静剤や、驚くべきことにはオピエート自体がよく効く者もいる。彼らは多分、痛みや惨めさのために嘔吐していたのである。

嘔吐の原因が実際に機械的なものであるなら、外科的介入がすべて無効となったとき、できることはない。鼻管を挿入して間欠的ないし持続的吸引をすることで、絶え間ない吐き気を予防し、直腸から液体を補充することになる。

嚥下障害　嚥下障害が重篤になると、何を口に入れても必ず嘔吐をきたし、肺に食物が入ることになる。食事前の局所麻酔ゲルは役立つ可能性があり、また氷水は最も喜ばれる飲み物である。時に、半固形物が最も通りがよい。もし患者のスーター・チューブ[*1]が詰まりがちなら、ジンジャービールが役立つ。患者はいつでもお好みの口腔洗浄剤を必要とし、深く寝かせてほしいと望むこともある。患者は稀にしか不平を言わず、私の知っている人たちは、最後まで、こちらの心が痛むほど振る舞いがよい。しかし、何の考えもなく、いつも通りと言った感じで不適切な食事が与えられることだけは、忌み嫌うものである。

海綿腫　海綿腫は、切除する必要はない。流動パラフィン（緩下剤）が最適のローションであり、敗血症が合併していれば、1：4のユーソルも追加される。ホームにおいては、無菌状態である必要はなく、慎重な洗浄で十分である。鉗子を使用する際、十分にやさしくというのは不可能であり、非常に敏感な部分は、触れないほうが親切である。患者には、（特に会陰部では）ガーゼよりも古いリネンのほうが心地よい。

口腔　口腔は、最も細菌が増殖しやすい場所であるが、頻繁に口をゆすいだり、洗浄することによって、口腔内が清潔に保たれれば、ほとんどの痛みは回避できる。そして、敗血症は、ＳＰトローチないしヒビテンのような薬用ドロップないし消毒液で治療可能である。局所消毒スプレーないし乳液は、食事前に与えられるが、患者によっては永続的鼻腔チューブが必要となる。

新品の口腔洗浄剤やニコチンアミド錠剤は、舌の痛みの多くを癒す。パイナップルや酸っぱいキャンディは口の渇きを予防するが、ヒリヒリして口に入れられないかもしれない。モニリア属はしばしばこうした患者を攻撃するが、ＳＰトローチないしナイスタチンによって治療すればすぐに清潔になる。リップクリームないしグリセリンやホウ砂は、乾いてひび割れた唇に最適である。

病的骨折　病的骨折は、まったく症状のない者もいるが、身を切られるほど痛いと訴える者もいる。とても動けるものではなく、そうなると通常、痛みはすぐに治まる。中には、骨折が癒合することもある。

発作　発作は、脳障害の副産物として引き起こされ、最初のコントロールには、パラアルデヒド（鎮静催眠剤）が必要になることもある。その後は、フェノバルビタールおよび／ないしはクロールプロマジンの定期処方が最適である。頭蓋内圧上昇による頭痛と嘔吐は時に、（患者が脱水になっていなければ）硫酸マグネシウム浣腸、利尿剤、ないし生理食塩水下剤によって緩和可能である。

尿路系合併症　尿閉には、留置カテーテルが必要である。尿ろうのある患者は看護上、重大な問題である。病棟によっては、ゴムの差し込み便器を使用することで、患者に嫌な思いをさせず、背中を保護する。ナプキンを使用するところもある。シリコンないし局所麻酔軟膏は、皮膚を擦り傷から守るのに役立つ。このような患者は恥をかかされたように感じるので、励ましの言葉や同情が大切である。私たちがこのような仕事をまったく気にしていないことを実際に口で言う必要があることも多い。感染は、サルファ剤ないし抗生物質で治療されなければならない。

胃腸　胃腸は、とても体調のよい患者にとっては、興味と心配の絶えない源泉であるが、重い病いの患者にとっては、人生を耐え難くするものである。詰まった大便を取り出すには、オリーブオイルと水の浣腸ないし座薬が必要であるが、強力な下剤よりも疲労が少なくて済む。しかし、患者が定期的パラフィンないし乳剤を使うことを承諾するなら、それらの必要はない。多くの緩下剤があり、看護師と患者の双方に、最も有効なお気に入りがある。飲み物をたくさん取ることは、大いに助けとなる。患者というものは、いつもの行動を本来的に備わっている長所とみなすので、それを継続したがるものだが、週に一、二回なら大したこともないと承諾する者もいるだろう。

睡眠　お湯のボトルがいつも用意されること、温かい飲み物、タイミングのよい差し込み便器、体位変換、そして安定したベッド、実に静かで適切な明るさの電灯というものは、良眠には欠かせないものである。多くの患者にとって、もしも夜中に何かが入り用になったとしても疲れた家族を患わすことなく、代わりに看護師を呼べば話さえしてくれるとわかっていることは、大切な要素である。

鎮静剤は、夕方の鎮痛薬との併用がしばしば必要となる。もちろん、オピエートを鎮静剤として使用してはならないが、鎮静剤は、痛みにオピエートが必要なときに追加することで、痛み止めをさらに有効にする。もしも中途覚醒があるなら、鎮痛薬か鎮静剤を増量するか、頓服として用意するのがよい。そうすれば、速やかに再入眠が可能となる。

イソミタールのような長時間作用する睡眠薬はしばしば、翌朝に眠気が残り、高齢者だと落ち着かなくさせることがある。高齢者は、抱水クロラールないしグルテチミド（ドーリデン）が安全である。患者によってはアルコールが著効するので、2分の1から1グレーンのフェノバルビタールを夕方早々に使用すると、鎮静剤の効き目を上げる。

必要な用量は患者によってさまざまなので、個人的評価が重要である。しばしば、一晩中目を閉じてじっとしているのに、日中のスタッフに眠れないと不平を言う患者がいる。そうは見えなくても実際にそのほとんどは起きているので、死にゆく患者の場合は本人の言うことをそのまま受け取り、何らかの援助をすべきだと考えられる。

床づれ　床づれは、終末期でも治癒は可能だが、予防に越したことはない。病いの原因よりも痛みの原因となり得るし、コントロールは容易ではない。看護師には好みの処置があるものだが、原則的ケアを優先する。記憶しておくべきことは、床づれ患者はかなりの乾燥肌なので、皮膚を清潔に保つための酒精よりも軟膏が必要だということである。

患者は、痛みを増加させないためにも、できるだけ長く起き上がっていることが推奨される。いったん寝たきりになったなら、患者は頻回にやさしく動かされなければならない。体位変換は、もろくて虚血性の皮膚をマッサージするより役に立つ。

洗浄については、ある程度の自由が許されるべきだ。トイレの回数は人によって大きく異なるし、背中の床づれは別にしても、口や目はこれについて大目に見る必要がある。ある高齢の男性は入院時にこう言った。「私は洗わなくていいから。強烈なのはこりごりだから」。

しゃっくり　しゃっくりは、多くの理由で起こるが、患者をイライラさせ、疲れさせるものである。二酸化炭素が無効なら、紙袋を口に当てて呼吸させてみることだ。クロールプロマジンの注射は時に有効である。

しつこい咳　咳止め薬は自由に使ってよいが、かなり熱いお湯で飲むと、より効果があるようだ。去痰薬混合液は、教科書に書かれてあるよりも有効だし、「痛む喉」を樟脳塗布剤でマッサージすることは価値がある。痰が汚いなら抗生物質を短期間使用するとよい。ヘロインは、咳止め効果が最大であり、注射が必要である。

窒息と呼吸苦　窒息と呼吸苦は、緩和がかなり難しく、原因が閉塞性のものであれば不可能である。

これらの患者は、酸素吸入によって楽になることは稀で、マスクはどんなものもいやがる。可能なら、窓を開けるほうがよい。エフェドリンとアミノフィリンは、気管支の収縮がある場合は有効なので、身体的徴候がない場合でも試す価値はある。少量のアトロピンは痰を減らし、気管切開のある患者にはかなりの改善をもたらす。ただし、注意深い用量調節が必要である。

終末期には胸水穿刺はしない。なぜなら、手技は苦痛をもたらし、効果は一時的に過ぎないからである。

患者はしばしばとても不穏となり、しっかり鎮静をかけることが求められる。オピエートは、耐えられない窒息感を軽減するために投与されなければならない。致死的呼吸抑制は、適切な必要量であれば、起きることはない。ヘロインが最も有効だが、両肺に胸水のあったある患者は、オムノポン3分の1グレーンの注射ですぐに一晩眠りに入った。

米国の雑誌では、死にゆく人のニーズは「やさしい愛あるケア（tender loving care）」と要約されている。これは、個々の癖に敬意を払うことを要約しており、私の省略した示唆やその他の看護技術はほとんどここに表現されている。

＊訳注 ――――――

本稿の囲い記事は以下の通り。「がんによる死は苦痛である。患者は、症状のいくつかを根絶やしにするさまざまな看護技術によって大いに助けられることになる」。

本稿では、十三の身体症状についての看護が記されているが、一九七六年版では「病的骨折」と「発作」が省略され、「体重減少」「脱水」「かゆみ」が追加されている。また、「自立」についても大見出しでまとめられている。

＊1　食道狭窄軽減のために昔よく使われていたもの。

第6章 患者が死にゆくとき

Saunders, C. (1959) When a Patient is Dying. Nursing Times (13 November), pp.1129-1130.

ほとんどの人が恐れるのは、死にゆく現実的過程としての死自体というものではない。死が訪れるとき、現実にはほとんど痛みはなく、やすらかなものである。心と体の痛みはたいてい、死の二、三日前から消褪し、死の数時間前であれば、ほとんど存在しない。

患者と身内はしばしば、このことを語ってもらう必要がある。ある男性が最近こう言った。「先生、私は今、体は楽だし、死に脅えているわけでもない。ただ、痛みがまたやってくるんじゃないかと思っているんだ」。仮に痛みが出てきても容易に対応できると私が請け負うと、彼はそれを受け入れ、二、三日後に、眠っているあいだに他界した。亡くなる前日の午後、彼はこう言った。「先生、あなたの言った通りだ。痛みはない」。彼も、そしてこれから話をすることになるB氏も、私が知る限り、自分の死が間近だと聞かされてはいなかった。

B氏は、四十代後半でかなりひどい顔の蚕食性潰瘍のために病院を受診した。一九三八年から一九五八年のあいだに彼は多くの放射線療法や透熱療法による摘出（diathermy excision）を受けていた。治療が始まった数年は仕事を続けていたが、その後、死の二、三ヶ月前までは、訪問看護師の助けを得ながら妻が家で彼の面倒を見ていた。

信頼獲得

最終的に、彼は治療中の病院から直接、終末期ケアホームへ転院となった。そのときには彼の顔の大部分は潰瘍状にただれていた。しばらく前から目は見えず、耳もほとんど聞こえなかったが、意識は清明であった。そして驚くほど上手く自分の手を使って食事をし、他者に自分を理解させることもできた。彼にはかなりひどい頭痛と顔の痛みもあったが、それは彼が「除草剤（weedkiller）」と呼んだ薬の定期投与によってうまくコントロールされていた。それはアヘン・チンキ剤30ミニムとアスピリンの混合物であった。（彼は何年かこの混合物でうまくやっていた。）彼の派手な傷はとても清潔であった。

当初、彼は前の病院を恋しがったが、すぐに新しい施設に信頼を置き、気持ちも落ち着いていった。彼は寛大で愛情深い老人であり、滅多に不平を言わなかった。転院後すぐに、私は彼の妻と会い、彼女が夫の治療に本当に幸せを感じていることを確信した。彼女も、私たちに馴れるのに少し時間がかかったとはいえ、とても親しくなった。知己を得て早々に、彼女は、神が夫を楽にしてくださるという自らの信頼を語った。彼女の信仰はごく単純に、何年か前の夢に基づいていたが、それは、彼女にとって現実味があり、強い衝撃を持っていた。

B氏は、転院後すぐにオムノポンの注射を開始し、モルヒネにスイッチされた。2分の1グレーンのモルヒネを二十四時間に三回以上、彼は決して必要としなかった。通常の定期薬は、内服で継続されていた。顔は流動性パラフィンで潤われていた。

二ヶ月後に、彼の状態はあきらかに下り坂になったが、意識はずっと清明であり続けた。夜間に一度だけベッド柵を乗り越えることがあったが、ヒヨスチンを一度注射しただけで、以後それは見られなかった。ある日、彼が言った。「今は楽だね、でもいろいろあったから、私はすっかり疲れているし、いい加減終わりにしてほしいよ」。私は彼に、そう長くはないし、すべてうまくいくだろうこと、そして私たちがいかに彼の忍耐を賞賛しているかを伝えた。[*1] 彼はとても喜び、やすらぎを感じたようだった。その二、三日後に、前日の晩から静かな眠りにつき、彼はやすらかに亡くなった。妻は最期の日まで誠実に夫の面会に通った。後日、彼女は「夫の痛みと苦悩をやわらげるよう助けて」もらったと私たち全員に感謝の手紙を書いた。そこには、「彼は今、天国で神と共に、休息と眠りの中にいます。私たちはもう思い悩むことはなく、彼は幸せです」とあった。つらさや不平の言葉はなかった。彼女の愛は夫を最期まで助け、彼女の信仰は完全な単純さの中で相変わらずゆるぎのないものであった。

　ある患者はいつのまにか下り坂となり、きわめて突然に定義不能な変化をきたし、私たちは彼が死の間近にいることを知る。個室は、身内が長くそばにいられて便利だし、同室者も死にゆく人の家族に悩まされずに済むが、孤独は時に、死にゆく人にとって非常に恐ろしいものであり、私たちは絶えず患者と共にいなければならない。患者が病棟で亡くなるときには、死自体が静かでやすらかなものであることを知ってもらうことができ、他者の援助にもなる。

目ざといケア

　死にゆく患者は、ベッドの上で仰臥位を取り続けるのが嫌いだが、かといって自ら体位変換もできない。患者に落ち着きがないなら、やさしく頻繁に体を動かしてやることである。上半身を立てる際には、頭部を適切に支持しなければならない。患者はしばしば暗闇を怖がるので、灯りと新鮮な空気が必要である。体を締め付ける寝具は嫌われるものであり、落ち着きのなさはそれを払いのけようとする試みであることも多い。四肢が徐々に冷たくて湿っぽくなると、患者はしばしばたくさんの汗をかくので、清拭やマッサージが必要になるかもしれない。口の渇きは患者が最後まで対処を願うものだが、氷を口に含ませることや、口腔内の清潔を保つこと、それにひび割れた唇への軟膏塗布は継続する価値がある。気管内分泌物によるうるさい音、「死喘鳴（death rattle）」は、アトロピン注射が適時に行われれば、止む。

鎮痛剤と催眠剤の必要度はしばしば、死が近づくにつれ減少するものだが、急に中止してはならない。患者が深い昏睡に入ればもちろん不要である。もしそれらの薬剤が時期尚早に中止されれば、患者は落ち着きがなくなり、苦痛を感じることになる。

患者は、この段階で細々と生き長らえ、軽い会釈さえできなくなったとしても、誰がそばにいるのか十分わかるし、それによってやすらぎを得るものである。聴覚は最後まで残る感覚なので、それを身内には伝え、そのことを忘れないよう私たちも十分注意するべきである。

ほとんどの患者は死の瞬間、意識はないが、中には、何が起こっているのか気づくことなくその段階に入っていく者もいるようだ。しかしながら、二十年以上このような患者をケアしてきたあるシスターは、大多数の患者は最期を知っていて、それをやすらかに受容していることを自分は確信していると言う。私も、亡くなる二、三時間前に話をしたがった人を何人か知っている。彼らが怯えもせず、先に進むのもやぶさかでないようなのは、そこまでくれば、逆戻りするには遠くまで来過ぎたからであろう。彼らが意識するのは、人生やそこでの活動から離れるというよりは、弱さや疲労困憊から離れることである。彼らにもはや痛みはなく、感じるのはだるさなのである。彼らは、大切な人たちにさようならを言いたいと望んでいるが、大切な人たちと一緒にいたいという想いが引き裂かれるわけではない。

中には、「眠っているうちに逝けたらいい」と語る者もいるが、これは、間違うことをほとんど恐れずに約束できることの一つである。私たちは時に、自分が息が詰まるようだと感じたり窒息死しそうだと感じる患者に鎮静剤を使う用意が必要だが、ほとんどいつでも意識レベルの低下が死の前に訪れる。

気管切開をされた患者が最近、私たちの病棟で亡くなった。彼女にはたくさんの膿状分泌物があった。それはクロロマイセチンで幾分改善したものの、常時、吸引が必要であった。死の十八時間前に膿状分泌物と顔の浮腫は激減した。静かに一日を過ごし、なんら苦痛なく眠りに落ちると、彼女はその数時間後に、動き回ることもなく穏やかに他界した。そのとき、気管支チューブにはまったく分泌物はなかった。私は、最期の二、三日でスピリチュアルな援助に突然反応する人をこれまで何人か知っているが、彼女はそのうちの一人である。私たちは何よりも、彼女が自ら祈っていた静かな終焉を与えられたことをありがたく思っている。

中には、素晴らしく自然で、信頼に包まれて、心乱すことなく旅立つ者もいる。先週、ある男性が、突然、私を見上げ、ほがらかに微笑んでさようならと言った。私たち二人は彼が週末を乗り越えられないことを知っていた。そして、これ以上あきらかなことはないといった風情でこう言った。「ドクター、あなたのために何かお伝えしておくことはありませんか？」。彼は、いい加減なことを言うような人ではなく、それは長年教会に通い、聖書を読んできた結果であった。彼は、真実を求め、「品行をよくし」、亡くなる二日前に最後の聖餐に預かり、そして彼はすっかり満たされて人生を終えたと私たちに確信させて、この世を去った。彼は四十九歳だった。

共有される奉仕

時に起こることだが、無意識の体動が激しかったりあきらかな苦痛がある場合、身内にはやすらぎが必要である。たとえ体を起こすとか手を握るというだけであっても、何かすることがあるのは役に立つ。他に果たすべき責任のある人たちは何時間もの付き添いは差し控えられなければならないが、中には、さよならを言う最後の機会を知らされたほうが、死別に耐えやすいと感じる者もいる。そうでない者は、入院前の在宅ケアで疲れ果てていると特に、これ以上、耐えられないものである。彼らが後日、罪悪感にかられないように、できることはすべてやったのだと保証される必要がある。実際、私たちは、入院目的で彼らが患者を病院に連れてきたときにはいつもそれに気づかなければならないし、大切な人の世話がうまくできなかったと自責の念によって自身の重荷を積み増ししないよう努力しなければならない。この頃になっても、自らの責任を本当に免れる人はほとんどなく、多くはさらにもうひと頑張りするものである。

すべての病棟看護師は、患者が他界した時点で仕事が終わるわけではないことを知っている。これは、とても個人的な要件なのであり、悲嘆の表現を傾聴したり、思い出を語るのに時間を割くことは、身内が日常生活に再度戻るのを援助する上で、大きな価値がある。紅茶を出すとか、登録の仕方などを教示するなどのより実際的援助も、最初の茫然自失の瞬間には、必須である。

Ｂ夫人のようなシンプルな信仰を抱いていた人はほとんどいない。そのような受容や慰安に到達するために、彼女が人生においていかなる悪戦苦闘を強いられてきたのか、私は知らないが。人はそのような信頼に出会い、それを共有することを心から喜ぶ。しかし、問いかけとつらさだけがあるところで人が最も役に立つのは、おそらく傾聴することと、自分が心を動かさざるを得ないか無関心ではいられないことを伝えることに尽きる。私たちは必ずしも自分自身の信仰を語る必要はないが、もし私たちが心を落ち着かせるなら、私たちは相手の心を落ち着かせる援助ができるだろう。

患者が死んでいくとき、身内を援助するためにチャプレンを呼ぶこともできるだろう。これは誰にとってもとても大変な助けになり得るが、そうではあっても、身内は依然として、自分たちがよく知っているスタッフ、目の前で患者の身体的ニードをケアしてくれたスタッフに目が向くものである。彼らはスタッフからたくさんの支持を得ることができる。

死にゆく人のケアは、個人的仕事ではなく、共有されるものであるべきだ。身内との共有である。スタッフのさまざまなメンバー、たとえばスピリチュアルなスタッフ、医療者、そして医療者ではない人々との共有である。そして、できる限り、患者自身と共有されていなければならない。そうなったところで、私たちは満たされた感覚に包まれる。それによって、この仕事が医学的および看護的ケアの一分野として報われることの多いものとなるわけである。

私は、ロンドンの終末期病院のスタッフと患者が与えてくれたインスピレーションと援助に対して、彼らに心から感謝したい。

▼文献▲

Davidson, M (1957) Medical Ethics. London: Lloyd Luke.

Gavey, C. J. (1952) The Management of the 'Hopeless' Case. London: Lewis.

Howell, T. H. (1950) Old Age. London: Lewis.

Morris, J. C. (1959) The Management of Cases in the Terminal Stages of Malignant Disease. St. Mary's Hosp. Gaz, 65,4.

Saunders, C. M. S. (1959) The Management of Patients in the Terminal Stage. In R. W. Raven (ed.), Cancer. London: Butterworths.

Sprott, N. A. (1949) Dying of Cancer. Med, Pr., 221, 187.

St Luke's Hospital (1897-1948) Annual Reports. London, St Luke's Hospital.

Tournier, P. (1954) A Doctor's Casebook in the Light of the Bible. London: S. C. M. Press.

Waterson, A. P. (1958) The Christian Approach to the Disabled, the Incurable and the Dying. In V. Edmunds & C. G. Scorer (eds.), Ideals in Medicine. London: Tyndale Press.

Worcester, A. (1935) The Care of the Aged, the Dying and the Dead, Springfield, Illinois: Thomas.

*訳注

「目ざといケア」の節が、私には一番沁みた。とどのつまり、体のケアで始まり終わる人間という生き物にまつわることなのだと。この身体性はなにもそばにいなくてもわかる。パティ・スミスが盟友メープルソープの死に際して刻んだ言葉が脳裏に蘇る。

> 私が寝ているあいだに彼は死んだ。もう一度おやすみが言いたくて病院に電話をしたときには、彼はすでにモルヒネの底にいた。受話器を耳に押しあて、電話越しに彼の呼吸音を聴いた。もう二度と聞くことのない音を。

そのあと、黙って机の上を整理した。私のノートと万年筆。コバルト色のインクの壺は、彼のものだった……祈りの言葉を捧げた。彼はまだ生きている、そのささやきを思い起こす。そして眠った。

朝早くに目が覚めた。階段を降りながら彼の死を思う。何も動くもののない部屋に、消し忘れたテレビの音だけが夜中じゅう響いていた。芸術番組チャンネルでは、オペラが放映されていた。スクリーンに近づくと、トスカが、力と悲しみの限りに、画家のカルバドッシへの想いを高らかに歌い上げるところだった。三月の寒い朝で、私はセーターをはおった。……電話がなり、私は受話器を取る。

ロバートの弟、エドワードだ。彼は私の代わりにロバートに最後のキスをしてくれた。約束通りに。私の動きは止まり、凍てつく。しかし、ゆっくりと、まるで夢の中にいるように、椅子に腰掛ける。その瞬間、トスカが有名なアリア"Vissi d'arte"を歌いだした。歌に生き、愛に生き。私は目を閉じ、両手を組んだ。私の別れの言葉は、神の摂理によって用意されていたのだった。

(Patti Smith (2010) Just Kids. Harper Collins Publishers. ／拙訳)

本稿の一九七六年版は、タイトルが「最後の達成」と変更され、冒頭一頁ほどは「あきらめとやすらぎを見つける」という一節を含む新しい記述である。しかし、その後は、一九五九年版がほぼそのまま続いている。

＊1　原文は、下記の通り。It は痛みではなく人生として訳したが、どうだろう。
"I am comfortable now, but it has been such a lot and I am so tired and wish it were over." I told him that it would not be much longer, that all would be well and how we admired his patience.

第7章

書評『最期のやすらかさ』

Saunders, C. (1960) Book Review 'Peace at last'. Nursing Times (15 July), p.879.

慢性患者や死にゆく患者のニードが全体として高齢者のものとは大きく異なることについては、これまでほとんど言及されてこなかった。一九四八年以降慢性病棟の環境を改善するために多くのことがなされてきた。そこには前者の患者の多くが入院しているわけだが、本レポート[1]からすると、多くの問題が相変わらず継続していることがわかる。

グリン・ヒュー博士のレポート・タイトルは、十六世紀の祈禱書にある「主よ、安全な住まいを与えたまえ……最期のやすらかさを (Lord grant us safe lodging … and peace at the last)」から採用されている。この調査において彼は、現在の英国において人々はどんな住居で死んでいくのかをあきらかにしようとした。この手ごわい課題は、広範囲に送付された質問紙と、病院、ホーム、本部、そしてこの問題に関わる多くの人々への計三百回に及ぶ訪問によって、わずか一年間で遂行された。そのすべてによって、彼は、私たちにやすらぎを与えることのない、不快な回答を見出した。

彼は、全体を平均すると、入院後三週間以内に七十五から八十パーセントの者が亡くなる慢性疾患ならびに高齢患者の病棟について語っている。その多くは古い公的な建物における環境を改善すべくたくさんのことがなされてはいるが、多くの場合、「対処すべき構造物はあまりに古く傷んでいるため、看護すべき終末期症例のための付属施設は適切とは言い難く、多くの症例では、大概、看護スタッフの不足によって看護ケアの水準はあるべきレベルに達していない」。「死にゆく人のホーム」や宗教団体ないしボランティア組織によって運営されているホームは、ここでもまた、スタッフと資金の枯渇によって、状況は最悪となっている。彼によれば、ナーシングホームの多くは、「環境が悪く、それなりに期待されて然るべき指標によって測定されても、現実的ネグレクトが認められると言わざるを得ない」。各症例において、最悪の状況を克服する人や、多くのスタッフから患者に向けられた愛情や献身についてコメントしつつ、彼は包括的発言をしているが、私たちの読後感としては、悪いもののほうが良いものをはるかにしのいでいる。

安心を求めるニード

高齢者と死にゆく人の最大のニードは、安心感である。グリン・ヒュー博士は高齢者用ホームをたくさん訪問しているが、病室があるところはほとんどなく、もしも病気になったらなじみのないところへ送られるという恐怖に脅えるのが普通である。特に悲劇的なのは、聾唖の人々であり、彼らは聾唖者とコミュニケートするようトレーニングを受けたスタッフと別れ、見知らぬ人の中で驚くべき孤独を味わうことになる。本レポートの強みでもあり弱みでもあるのが、このような記録である。私たちに詳細な図表が提供されないのは、しばしばそのようなものが入手不可能だからである。その結果、私たちは、彼の観察のどこにどのくらいの強調を置くべきかを明確化できず、現実的関心と切迫感をどこに向けるべきかも不透明である。この調査の中で、グリン・ヒュー博士は、サウスイースト・メトロポリタン地域病院委員会の上級管理医師として、こうした状況についての全体図を得るための機会を私たちよりもずっと多く得ている。彼は熱心な人であり、対象となる人々を心配している。そして、私たちにケアをさせ、おそらくは最終的にこの問題について何かをさせることができる。問題が存在することはもはや誰も否定できないのだから。たぶん、次のステップは、彼自身が示唆するように、より詳細な調査ということになるだろう。確かに、埋めるべきギャップはあるものの、最初のスケッチは巧みの技によって既に描かれたのである。

推奨される事柄

本レポートは、一連の推奨事項で締めくくられている。「病む人が、家族と自らの大切な物に囲まれ、自宅で死ねる」ことが信じられるためには、在宅ケアの整備がなされなければならない。広範なソーシャルワークと介護計画が必要であるし、個人とボランティアの努力がもっとうまく協調されなければならない。ナーシングホームの要求水準を上げるためにはその登録に関する法改正が必要かもしれないと言い、それは急を要することだと彼は考えている。ナーシングホームとより小さなホームはホスピタルセンターとある種の提携をすべきであり、新しい建物の中では急性期と慢性期病棟の区別を廃止すべきだとも言う。自宅で看ることのできない患者のための彼の理想的回答は、「近代的病院の施設と治療手段が結合した自宅環境」である。これらすべてについて今考えることは、将来の治療計画パターンを考えるのに役立つかもしれない。誰もが登録カードを持つことを再度考えようという彼の示唆は必ず抵抗にあうだろうが、六十五歳以上の人々のすべてはどんなシステムに登録されるのだろう?

グリン・ヒュー博士は、医学生と看護師双方にこのテーマを教育する必要性が甚大であることに注意を喚起している。しかし、これらの患者すべてに関わる熟練した看護を求める彼の繰り返される主張は、拡大されるべきだろう。確かに、熟練したスーパーヴィジョンのニードはあるが、看護のほとんどは反復の多いものである。確かに私たちのトレーニングの一部であるべきだが、トレーニングを受けていない者にも患者に提供できるものは多く、既婚のパートタイムワーカーもしばしばこのような患者を好んでいる。

私たちは、このような患者をケアすべきより良い環境を必要としているが、最大のニードは十分な数のスタッフである。そうなれば、急ぐことなく仕事をし、個人のささいな欠点を許し、ケアをしつつ会話を続け、そしてこの看護領域からの報酬を学ぶ時間を得ることができる。

C・ソンダース M.A., M.B., B.S., S.R.N.

◆原注

◆1 'Peace at the Last': A Survey of Terminal Care in the United Kingdom. A report to the Calouste Gulbenkian Foundation 1960. (United Kingdom and British Commonwealth Branch, 5s).

＊訳注

本評の囲い記事は以下の通りである。「グリン・ヒュー博士は、the Calouste Gulbenkian Foundationのためにターミナルケアの調査を実施した。シシリー・ソンダース博士は最近"Nursing Times"に『死にゆく人のケア』を連載したが、ここでは、本レポートとそれが看護師に示唆することについて考察する」。

本評執筆の一年前、一九五九年七月二十二日に、シシリーはヒュー博士に手紙を書いている。この頃、博士は報告書のまとめの最終段階にあった。そこでシシリーは、自らのホスピスについての十頁にわたる計画書'The scheme'（同封）にコメントを求めている。聖ジョゼフは理想的なので大いに参考にしているが、専門職や中産階級の患者も網羅し、二、三人は非がんの慢性疾患の若者も含めるという。なぜなら、ある患者（第8章で描かれるG夫人のこと）はホスピスができれば自分についてくるからだと。さらに、資金面でのアドバイスも求めている。実に精力的で大胆な人柄が見てとれる（Clark. D.（Ed）（2005）Cicely Saunders: Founder of the Hospice Movement. Selected Letters 1959-1999. Oxford University Press. pp.15-16）。さらに一九六〇年一月二十八日にもシシリーは手紙で、奥さんと一緒にディナーに来てほしいと誘っている。博士の草稿を読ませてもらっているようで、完成前にもっと議論したいという。ホスピス患者のうち不満足の集団や、期待されるより遅れて入院してくる患者への興味が明らかにされている（pp.18-20）。

第8章 ある患者

Saunders, C. (1961) A Patient. Nursing Times (31 March), pp.394-397.

一九五四年の七月、夕べの祈りでチャプレンから伝言があった。盲目の入院患者が、本を読んでくれる人を求めている、と。私は当時、救急外来の怠惰な医学生で、二つの医学学士を取っても物にできずに浪費した後だったので、再び患者に会えることに望みを抱いた。そして出かけて行き、彼女を発見した。G夫人は三十三歳で、一九五三年の九月に突然、横断性脊髄炎になり入院となった。しかし、十一月にはほとんど完全に回復し、リハビリ病棟に転棟となった。ところが、たった三週間で重篤な再燃が起こった。さらなる回復と再燃が翌年の四月に重なり、半盲を伴う重症の視神経炎と完全痙性対麻痺、そして腕もかなり運動機能が障害され、感覚の多くを失っていた。診断はデビック病[*1]（Devic's disease）とされた。

それ以後七月まで、少しばかりの運動機能と視力を取り戻し、驚くほど士気は上がった。ソーシャルワーカー（アルモナー）は最近、午後にビジターが彼女に本を読んであげられるよう、赤十字に二人の人を手配していた。彼女の夫と母親は二人とも働いていたが、毎晩交互に面会に来ていた。

幸せな結婚

G夫人は一人娘。母親は、早くに夫を亡くしていたが、チェーンのレストランの支店を任される支配人であった。母子はとても仲の良い友人関係にあった。G夫人の夫は警官だったが、当時は運転手として働いていた。彼は、二歳半になる一人息子のピーターの世話をしていたが、息子には喘息と湿疹があった。二人は結婚して数年間、とても幸せに暮らしていた。夫も母親も面会を欠かせたことは一度もなく、いつも面会の列の先頭で待っていた。二人はいつでも、患者のすることなら何であれ、そして彼女の病棟友達にも心から関心を抱いており、最期まで家族行事の計画すべての中心に患者を置いていた。

そんなG夫人に私は出会ったのである。彼女は虚弱ではあったが元気満々で、とても美しく年齢より若く見えた。彼女がほとんど盲目だとは信じ難かった。しっかりしていて、身のまわりの出来事はすべて見えているかのようだった。最近、ベッド以外での座位を開始したところだった。彼女の両脚はどちらかというと固くて随意運動はなく、両腕の力は弱く、ほとんど感覚がない手先は器用には動かなかった。彼女の学生が『コン・ティキ号探検機*2』を読み始めたところ、彼女は、先日、ロンドン・フラワー・ギフト・ミッション（London Flower Gift Mission）のビジターによって贈られたラヴェンダー・バッグに添えられた文章を読んでくれないかと言った。そこには、こうあった。「イエスは再び言われた。『わたしは世の光である。わたしに従う者は暗闇の中を歩かず、命の光を持つ*3』」。それは、彼女が眠っているあいだに置かれていったもので、ビジターは彼女がほとんど盲目であることを知らなかった。G夫人は、言った。「このような暗闇のことを言っているわけではないとはわかっているけど、一瞬、私がもう一度目が見えるようになることを意味しているのかと思ったわ。でも、それについて話してくださる？　暗闇というのはどこから来るの？」。

遠い国からの便り

そこで、私たちはフィリップス（J. B. Phillips）の翻訳による the Gospels から読み始めた。最初の日に、彼女は私の朗読を止めて、こう言った。「これは誰が書いたの？　いつ起こったことなの？それは本当に起きたこと？」私が「五千人に食べ物を与える*4」話を読み出すと、彼女は「夕食はなかったの？」と訊ねた。彼女はとても機転の効く知的な人だったが、教会とは一切縁がなかったため、宗教的には未開拓であった。そのような話が彼女にとって遠い異国からの便りであり得たのは、彼女が人々の普通の日々や物質的生活の外にあるものについて一切考えたことがなかったからである。

数ヶ月して彼女はこう言った。「あのね、私はこんなことが自分に起こっても、それほど苦にしてはいないのよ。だって、こんなことにでもならなかったら、私は、こういったことすべてや、人々がいかに素敵なのかということに気づかなかったわけだから」。時には私が何かを読み、たいていは二人で議論し、そしていつも必ずうわさ話をした。私は毎日来れたので、シスターはしばしば私に食事の介助をさせ、そうこうするうちに私も病棟で食事をするようになった。私は彼女にDaily Light（朝夕に読むための聖書の別刷）をプレゼントした。私が朝に朗読をして、二人でそれについて話し合い、夜に看護師が毛布の端をマットレスの下にたくし込む際に、残りを読むのが習慣になった。時に看護師は忙し過ぎ、中にはそれに関心のない看護師もいたが、たいていそれはうまくなされたのだった。彼女はしばしば看護師たちに訊ねた。「これはあなたの役に立つ？　あなたはそれを信じる？」　彼女は後日、「はい」という多くの看護師にも温度差があることに気づいたと語った。彼女は他者に本当に興味を抱いて、話しかけていた。そこには、理学療法の学生や病棟看護師、そして赤十字のビジターも含まれていた。

気持ちは信仰に続く

ある日、といっても何年かしてからのことだったが、彼女は自らの信仰について学生に語る中かで、こう言った。「聖書を読んでそこに救いを求める人もいれば、教会に行ってそこで救いを見つける人もいるけれど、主は私には違った扱いをするのよ。主は人を私のところによこすの」。それが、実際に主が彼女になさったことである。入院して九ヶ月もたつと彼女は自ら信仰を持った。ある日、私がホルマン・ハントの『世の光』[*5]がどんな絵なのか説明し、それについて二人で話しているときに、彼女はこう言った。「二、三日前に私は主に来て下さるよう頼んだのだけれど、何も変わらないわよ」。しかし、気持ちは信仰に続いた。三週間ほどして、彼女の幼い息子が重症の麻疹肺炎になった。夫が不安を隠しきれないために彼女にはすぐわかってしまった。ピーターのために祈ると、彼女は新しい信頼を発見し、心のやすらぎと護られている感覚を初めて経験した。それは時がたつにつれて確実に増していった。

そうこうするうちに、彼女の病状は随分改善した。ある日、私たちは車椅子の彼女を救急車に乗せて、キュー・ガーデンまで青色のジャスミンを観に出かけた。彼女は他のどんな色よりも青色がよく見えたので、私たちは青い花のポストカードを送ったり、お金に余裕があればリンドウを贈った。彼女はブライユ点字法（Braille）やムーン（Moon）を習得しようとしたが、どちらも使いこなすのに十分な感覚が彼女にはなかった。理学療法士はヘラクレスのような努力で、彼女を立たせたり、歩かせた。彼女はバスケットを作ることを覚え、全盲となり両手がまったく効かなくなるまでそれを続けた。作業療法部門に出かけ、ティー・パーティーに参加して、他の患者たちとうわさ話に花を咲かせるのは、一時期、彼女の人生の最大の部分を占めていた。

一九五五年の夏に彼女は、二つの悲しい痛手を負った。グートマン博士がストーク・マンデヴィル病院から彼女を往診し、彼女の障害の進行程度は彼が援助できる範囲を超えていると伝えたのである。彼女は、自分が二度と退院できないことを即座に理解した。その晩、とめどなく涙があふれたものの、そのときも、そしていずれのときであれ、彼女は「なぜこんなことが私に起きなければならないのか？」とは言わなかった。彼女の哲学はロンドン子のものだった。「あらまあ、よくあることね」。しかし、こう続けた。「私の夫、あるいはピーターに起こったかもしれない」。そしてあたかもこう言い添えたつもりだった。「私ならなんとかできるけど、彼らには無理だわ」、あるいは「誰かが背負わなければならないのだとしたら、私でいいじゃない？」。

この後、そう遠からずして、彼女の最初の、かつ最愛の病棟看護師が退職した。彼女は、しばしばG夫人のところへやってきて、車椅子で戸外へ連れ出したが、自らの進退への適応に困難を感じるときは、それが難しくもあった。

その冬、彼女は肺炎で危うく命を落としかけた。肋間筋に筋力がなく、咳が出ず、彼女は恐れおののいた。しかし、三十六時間を鉄の肺で過ごし、それをジョークにした後、彼女は再度、回復に向けた一歩を踏み出した。

翌年の夏、ほとんど予告もなく準備もない中、彼女は聖トーマス病院の分院へ転院となった。救急車での移動を迎えるまでには気分もいくらか持ち直し、当日は膝に、モイス・スティーヴンスが育て上げた最も香りの高い大きな花束を抱えていた。彼女はそこで落ち着こうとしたが、以前のように家族に会えないのが、さみしくてたまらなかった。そのとき、私は卒業最終試験第一部の最中であったため、私が心配しないよう彼女は、自分のホームシックについてすべての看護師に口止めしたのだった。試験が終わって彼女にようやく会えると、私たちは遂に、同情してくれる人々に囲まれて思いの丈を口にした。九月になると、彼女はロンドンへ戻って来た。聖トーマス病院の一部である王立ウォータールー病院である。到着の瞬間から彼女は本当にくつろぐことができ、死が訪れるまでの四年間、そこで同じ病棟看護師と共に過ごした。

医師団が彼女の転院に乗り気でなかったのは、彼らが時間のかかる回復に望みを抱いていたことと、彼女に特別な敬意を持っていたからである。しかし、当初、彼らの誰ひとりとして、このような患者に適した場所を見つけることがいかに困難かを十分に理解していなかった。当時、ブロムリーの小さなホームにすぐ空きができるだろうと思っていたが、そこも、王立病院の一室も、パトニーの不治患者用ホームにも空きはなかった。結局、彼女を一時的に受け入れる予定をしていたコンサルテーション医に順番が回って来て、彼女の受け入れが可能になった。予約はキャンセルされたが、実際、彼女には、教育目的のとてもよい条件が予定されていた。

病気の合間の自宅

王立ウォータールー病院で、彼女は遂に留置カテーテルを許可され、近くにある自宅へ、午後の外出だけでなく、たまには週末の外泊も可能になった。録音本の使い方も学び、かなり広範囲にわたる「読書」ができるようになった。彼女の髪はパーマをかけてセットされた。両手がかなり変形するまで、私たちは定期的に彼女の爪にマニキュアをした。夫はその名人であった。彼女は日中のほとんどを椅子で過ごし、なんとか自分で食事もとれるようになった。

再燃を、彼女はそのつど、不屈の魂でもって乗り越えた。徐々にではあれ、色、形、そして最後に光が彼女から失われた。両手の力は弱くなり、左手は握ったまま開かなくなり、右肘は固まった。脚のけいれんはコントロール不能となり、屈曲を阻止すると腹痛が起こった。そのため、両脚は日中ひもでくくられ、抑制された。両脚はあたかも別のエゴとなり、突然けいれんを起こすので、彼女はベッドからいつ落ちるかもわからず、看護師が整えたばかりの心地よい姿勢も台無しになりかねなかった。髄膜内フェノールはかなり有効であったが、けいれんや痛みを伴う筋肉の攣縮は、少なくとも二年半続いた。めまいのせいで、彼女はベッドから出られず、最終的には、すべての運動と体位変動は実行困難となった。看護上、彼女はとても難しい問題であったが、看護師たちは絶えず彼女の看護を享受した。

重篤な再燃

二年ほど前、重篤な再燃が起こった。三週間、意識障害が続き、その後何週にもわたって混乱と不幸な気持ちが続いた。この時期に彼女は、遂にすべての位置感覚を失い、頸から下の（深部疼痛を除く）すべての感覚をなくした。物質世界との彼女の唯一のつながりは、聴覚、味覚、そして嗅覚になった。このエピソードが終わると、もう一度彼女は、完全に昔の自己に戻ったが、この間の不幸な気持ちは、一切記憶されていなかった。この数週間は、夫にとっても私たちすべてにとっても、とてもつらいものだったが、彼女にとってはなかったも同然で、彼女は幸福に舞い戻り、もう一度社会的ルーチンを獲得した。

一九五八年八月までは、G夫人には間欠的疼痛と不快感しかなく、それは（中等度の鎮痛薬が不十分なときでも）ごく少量のメサドンにいつもよく反応した。折りに触れて、メフェネシン（mephenesin）を定期薬としたが、役に立っていたと思われる。いずれにせよ、彼女はそう思っていたわけで、それが重要なことなのである。風邪をひくと必ずテトラサイクリンを内服していたが、そのせいか純粋な腹式呼吸と継続的な運動欠如にもかかわらず重篤な胸部感染症は一度のみであった。プロテウス属細菌による尿路感染は何年もあったが、ずっと変わりなく、トラブルも一切なかった。また、食事ができなくなり、全身状態が悪化するまで、床づれも起きなかった。その後、ウェーブベッドにもかかわらず、そして彼女が食欲を取り戻したものの、床づれは一つ治るとまた一つできるという具合になった。しかし、痛みはなく、それを治すために不快な姿勢を取らされることもなかった。床づれが本当に悪化したのは、最後のほんのわずかな期間であった。

ルーチンの大切さ

二年以上、彼女は定期点滴を必要とした。はじめはメサドンで、次はペチジンであった。どちらも有痛性攣縮に効果があり、心地よさを保証した。投与量は増えたが、定常状態後、再度減量が可能であった。ヘロインを二回、二、三日投与されたが、亡くなるときには、百ミリグラムのペチジンを四時間毎に投与されており、私から見ると、それは必要であったし有効であった。また、悪心とめまいには少量のクロールプロマジンが使用され、さまざまな鎮静剤が夜間、および日中でも調子の悪いときには使用された。彼女は、ルーチンは大切なことだとかなり強調した。それは実際、彼女にとってあらゆる点できわめて重要であった。彼女は一度、危なかった数週間についての記憶を話してくれた。「悪戦苦闘に悪戦苦闘を続けていたの。ある意味、私はそこにはいなかった。私の頭に訴え続けていたから。『私は戻らないと、私は戻らないといけないの、私のルーチンへ』。私は、自分がここにいないことを記憶しようとしていたのかもしれない。私がここにいたときは、ビジターはここにはいなかった。ええ、自分が不幸せだったことも記憶していない。不幸せだったことは全然、記憶していないのですよ」（オーディオ録音より）。

彼女は、治癒する希望は持ち続けたが、それにはやきもきしないことを学んでいた。彼女が「これが私の人生ね」と言ったとき、彼女は心から人生を楽しんでいた。

彼女の笑い

いつでも私は彼女の笑いを思い出す。おかしなものについて、彼女にはとても愉快なセンスがあった。自分自身の不自由な体のおかしさについては、特別なものがあった。彼女は体の不自由さを憐れむことも憎むこともしなかった。それはそこにあるのであって、人生におけるすべての事柄同様、笑える代物なのだった。カーテンの向こうから看護師の押し殺したクックという笑いが聞こえ、トイレからは完全に制御不能の笑いが聞こえてきた。彼女が盲目であることを覚えているのは至難の技だった。彼女はいつでも、自分が私たちに見せたいものに視線を向けていて、いつでもそれがどこにあるかを知っていた。彼女は、全く見えなくなって随分たってからでも、最後の最後まで、私たちが全員どんな見かけをしているか知っているような際立った印象を残していた。

調子の悪い日が続いた。病気が悪化すると、ルーチンで気が動転したときの対処はますます困難になっていった。お気に入りはいつもたくさんいたが、彼女は、休暇を取るシスターを嫌い、看護師の交代を嫌った。何人かの患者や多くの看護師が何年も彼女の友達でい続け、彼女はいつも新しい友達を作り続けた。理学療法士や医学生は彼女に会おうと何度も戻って来た。私たちのしたことなら何でも彼女は聞きたがった。いかなる活動ないし経験も彼女の興味の対象であったが、決してうらやみの対象ではなかった。彼女は病院内のうわさ話の最高の集配センターであり、その事実に喜びを感じていた。

堅信礼

チャプレンが彼女の多くの親友の一人になった。彼女は、信仰を持ってからかなりたっても、堅信礼を受けさせてくれるよう頼むことはなかったが、誰も急かしたりはしなかった。その頃でも、彼女はまだ、車椅子に座っていることができたので、近くの教会へ車椅子で連れて行かれた。主教は彼女のために一人でやって来た。学生と看護師の大きな団体がやって来て、彼女のために歌ったが、そこには彼女のお気に入りの詩篇二十三も含まれていた。幼い少年合唱隊の一人がとても感動して、まっすぐ家に帰り、母親にそれを話して聞かせたところ、母親は二、三ヶ月後、友達二人と共に堅信礼を受けた。

G夫人には、最も誇りに思う発明品があった。顔かきである。ある晩、鼻のかゆみでみじめな思いをしていたが、屈曲できるものといえば右腕が九十度だけだった。彼女は「小個室の中で一番長いもの」を思いつこうとして、それは丸めた新聞だという結論に達した。翌日、母親が、ハンカチを先につけて丸めた新聞を彼女の手に握らせたところ、彼女は顔を打つまで腕を緩慢に動かし、鼻をかいたのである！　最終完成品は、先にハンカチをつけたダンボールの筒となった。さらなる勝利は、それに注ぎ口をつけてポリエチレンのチューブを中に通して水差しに接続したことである。これは正に自立の道具であり、彼女は日に六杯の水を飲んだ。腕を使うことで筋力もついたし、なによりも彼女は、すぐに自分の顔をかくことができた。それでも、彼女の両手は使い物にならなかった。「役立たずね、垂れているだけなんだから」。そして、顔かきが残った。

不屈の魂

魂は、その容れ物である体よりも大きい。亡くなる前の数週間、彼女は何度も何度も自らのあたまを現実に引き戻そうとしていたようだ。せん妄があるときには、せん妄の世界で自己を提示しようともしていたようだ。彼女の不屈の意志は、ひ弱な体が人生を手離すのを拒否したのである。亡くなる三週間前に、彼女は私にささやいた。「先週、お迎えが来たのよ、でも断ったの」。それでも彼女は、最期に静けさをもたらしたに違いない信頼というものを学んだ。二、三週前に、彼女は、祈りについて、その冷静なシンプルさでもって、こう言った。「もしも祈りが必要であって、もしも主があなたは祈るべきだとお考えだったとして、あなたは自分のための祈りで何を手に入れるの？」ホスピスに訪れる並外れたビジターの人々が、一つの答えになった。彼女は録音本を使えなくなると完全にビジターに依存することになったが、彼女たちは必要とされるときに時を違わずG夫人の元に現れた。彼女の母親が来院できない時間をビジターに当てる調整をしたわけではない。そんな調整は一度も必要なかったのである。

夫と息子

G氏は妻と同様、病棟の一施設と言えるほどの存在になった。二人とも、彼女の小個室をソーシャルセンターに変えたのである。あるときG夫人が夫のことをとても不憫に思い、そんなに忠実に来院せず、病院以外のところへも出かけるよう励まそうとした。しかし、彼は、妻の病いが課した拘束パターンに生活を合わせており、二人は愛し合い、お互いに深く楽しむことを続けた。彼女の状態がいよいよ悪化すると、母親は仕事を辞めて、毎日病室で彼女と過ごすことにした。母親が定年になるまでのあと一年分の給料をなんとしても払いたいと彼女は言い続けた（母親がなんどもそれを辞退したものの）。G夫人には、彼女に関わる者ほとんどすべてに最上のものを持ち込ませる何かがあったのである。

ピーターには幾分変化に富んだ現病歴があり、相変わらず身体障碍児のための学校に通っていた。父親と祖母が彼の安定剤であったが、彼には母親に対するまごころがあった。母親は見舞客ではあったが、家に欠けた人ではなかった。彼の母親への情愛は、母親の憧れをそれなりに慰めるのに十分ではあったが、自分自身を傷つけるほどではなかったのだ。それは、彼女が戦わねばならなかった最も困難な戦いであったが、最終的に彼女は学びを得て、こう言った。「カーテンを引くことね」。息子のことが頭をよぎり、自分自身を役に立たない不幸な人間だとしか考えられないようなときには。しかし、彼女は、家族への代償について心を配らないような人ではなかった。「私はここで面倒をみてもらっている。でも母親と夫は……将来のことも考えないといけないし、毎日のことも処理しなければならない」。

最期の一、二週、彼女はしばしば精神的に混乱し、時には私たちが彼女を騙しているとか何かを否認していると考えた。これは、彼女を愛してきた私たちにとって耐え難かった。それでも、痛みの鋭さだけは、私たちが長く信じてきた彼女の信仰の篤さを示す判断材料だった。彼女は人生において人を愛し、疑問の余地なく人々を愛したというのに、痛みはとても強く、それは、私たちが言外に頼りにしていた彼女の忠誠心にまったく見合わないものだった。

最後の晩

彼女の病棟看護師がつらい自省ののち管理職に就くことを決めた日の夜に、彼女は他界した。二人ともお互いなしでは一日たりとも病棟で過ごせなかった。彼女が看護師の退職を知ったのは、例によって、誰かの話を小耳に挟むとか直接知らされるなどという前に、それとなく感じたからである。涙が止めどもなく流れ、どこかへ転院させられるという古傷が疼いた。看護師長が彼女の気を沈めるために現れ、最終的にとても実際的な指示を二つ出した。彼女は、G夫人のお好みのランチをキッチンに用意させ、私を呼びにやらせたのである。私が到着すると、G夫人は言った。「心配しなくていいのよ、じきに泣き止むから……」そして続けた。「ポテトチップスは食べたのよ。皿一杯あったから、母に言ったの。『泣きわめく代わりに、これを食べるから』って。師長には、私が看護師に訊ねるまで、このことは黙っておくよう頼んでおいたので、これから私が話します。ひとりでの再出発です」。

そして、彼女がいよいよ旅立つ際、看護師にも他の誰にもさようならを言う必要はなかった。G夫人はクリスマスをグラス半分のシェリーで祝い、クックと笑った。クリスマスとその翌日をほとんど寝て過ごしたものの、そのあと二日間は断続的に目覚めていた。夫はいつも通り、最後の晩にもやって来た。この数年来しばしば訪れたように、チャプレンは二人に会うために立ち寄ったが、彼女は徐々に深い昏睡に落ちていった。その夜、彼女は他界した。

私は、二十代前半の彼女の写真を持っている。そこに写った満面の笑顔は、亡くなったときと瓜二つだった。彼女は偉大な人となり、彼女の影響は直接的に、間接的に何百人もの人々に及んだ。しかし、彼女の愛と関心、そして楽しみについての鮮やかなシンプルさに、一点の曇りもない。

彼女を持ちこたえさせたもの

彼女から私たちがいかに多くのことを学んだかをあきらかにするのは、本当に不可能である。私にできるせめてものことは、彼女を持ちこたえさせたもの、彼女に大いなる勝利をもたらしたものを強調することだけである。

第一に、人々である。彼女の夫と母親は、決して彼女を落胆させなかった。二人の病棟看護師は、彼女を最高の友人の一人とした。数限りない看護師たちが、彼女との仲間関係を楽しみ、彼女の完全な身体的依存を援助すると同時に、彼女のあたまと魂の大いなる独立に敬意を払うことを学んだ。彼女を聖トーマス病院に七年以上にわたり留めた医師団、そして、いろいろな形で彼女に出会い、彼女を愛し、訪室し続けた友人たち。

結局、それは、はじめからそこにあった彼女自身の魂と決断力、そして何年かのあいだに育まれた彼女の神への偉大なるシンプルな信仰であった。彼女はかなりうまく戦い抜き、信仰を見つけて、それを維持したのだった。

＊訳注

本論は短いながらも症例報告というより伝記である。フロベールのエルネスト・フェドーへの手紙（一八七二年）の一文、「友人の伝記を書くときは、仇を討ってやるという構えでかからねばならない。」を思い出さずにはいられない。一九六〇年の夏に、二人目の恋人ミチュニヴィッチを亡くし、翌年には、ソンダースが最も頼りにしていた患者バーバラ・ガルトンも亡くなる。その死に寄せた一文である。

「G夫人がセント・ジョセフ・ホスピスに入院したのは三三歳のときだった。デビック病と診断された。めずらしい麻痺の一種で、不治の病いとされていた。その数か月後、シシリーとG夫人は出会った。一九五四年、シシリーはちょうど第二の医学部学位課程を終了し、三年間の理論的な学業の後で、患者と直接触れ合いたくてたまらないときだった。夕べの礼拝の折に、目の見えない患者が本を読んでくれる人を求めているというお知らせがあった。それがきっかけとなって、一九六一年のG夫人の死に至るまで続く友人関係が始まった。……シシリーは何時間もG夫人と共に過ごすことがあった。医学の勉強を何とかやりおおせたのは、G夫人の友情と精神的な支えによるところが大きかった、とシシリーは思っている」（du Boulay, S. (1984) Cicely Saunders The Founder of the Modern Hospice Movement. Oxford University Press (Updated, with additional chapters by Marianne Rankin/ 2007) 若林一実他（訳）2016『シシリー・ソンダース』日本看護協会出版会　137-139頁）。

＊1　急性脳脊髄炎の一型で、両側の視神経と脊髄に同時、または一～二週間の間隔で重篤な脱髄巣を相次いで起こす。

＊2　The Kontiki Expedition：ヘイエルダール（著）／（水口志計夫（訳）1964『コン・ティキ号探検機』、筑摩書房／河出文庫 2013）。バルサ材のいかだ「コン・ティキ号」でペルーからポリネシアまで海流に乗って一〇一日間の航海をしたトール・ヘイダール氏のノンフィクション。
「〈コン・ティキ号で太平洋横断　ヘイエルダール氏死去〉古代人類の移動のなぞを探るため、いかだの「コン・ティキ号」で太平洋を横断したノルウエーの探検家で、人類学者のトール・ヘイエルダール氏が18日夜（日本時間19日未明）、北イタリアの病院で死去した。87歳だった。海洋生物の研究を目的に渡ったポリネシアで、太古の人々は南米から南太平洋の島々へ渡ったのではないか、と着想した。この仮説の立証を目指し、47年4月、仲間5人とバルサでつくったコン・ティキ号でペルーのカヤオ港を出発。約100日後、8千キロ離れた東ポリネシアのラロイア環礁に到達した。（後略）」（二〇〇二年四月一九日付朝日新聞夕刊より）。

＊3　本文に記載はないが、ヨハネによる福音書8: 12（新共同訳（新）180頁からの引用。Jesus said, "I am the light of the world. He that followeth Me shall not walk in darkness but shall have the light of life".

＊4　同様に、マルコによる福音書6: 32-44／マタイによる福音書14: 13-21／ルカによる福音書9: 10-17からの引用。"The Feeding of the Five Thousand"

＊5　Holman Hunt（1827.4.2-1910.9.7）はイギリスの画家で、ラファエル前派のメンバーである。The Light of the World の主題は、ヨハネの黙示録から取られている。「見よ、私は戸口に立って、たたいている。だれかわたしの声を聞いて戸を開ける者があれば、わたしは中に入ってその者と共に食事をし、彼もまた、わたしと共に食事をするであろう」（ヨハネの黙示録 3: 20（新共同訳（新）457 頁）ラファエル前派らしく、描かれた物は、象徴的である。外ノブのないドア、キリストの七面ランプ、地面にころがっているリンゴなど。

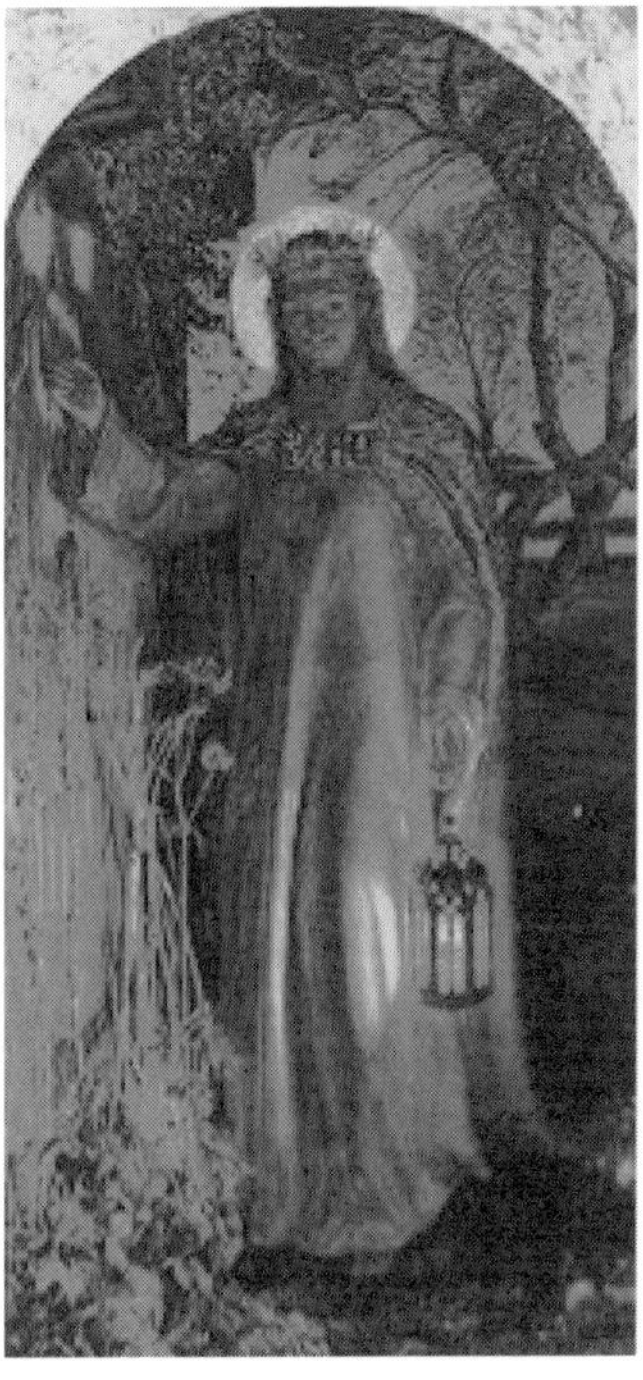

第9章 突然の死から…

Saunders. C. (1962) 'And From Sudden Death... '. Nursing Times (17 August), pp.1045-1046.

連祷[*1]は、私たちが「突然の死」から解放されることを求め、ジェレミー・テイラー（Jeremy Taylor）は、「突然の死」を迎えて「ランプの芯を切る」時間のない人のために祈りを捧げる。しかし、現代の私たちは、速やかにかつ何の警告も受けずに死ぬ人を幸せだと考えている。

現代の私たちが隠そうとしている死の恐怖や威厳の誇示をすべて憶い出すべきだとは言わないが、今日、死の厳粛さには、あまりにも配慮が欠けている。死を「不自然なもの」として遠ざける人の本能が誇張され、全体としての社会にできるのは、死や死にゆく人について考えないことだというところまできているのだ。このような感情のいくらかは、死にゆく人は接触する者に「不幸をもたらす」という古い迷信に通じているが、より深い重要性もある。物質至上主義はおそらく、センセーショナルかセンチメンタル以外に、死についての考え方を知らない。繁栄、安全、そして実体のある喜びの追求に支配された社会は、苦悩や死の問題に対する有効な答えを提示することができないので、そのような問い自体が禁じられている。また、近代医学はすべての病いを予防ないし治癒させるものだと一般的に考えられていて、もしもそれが失敗したならば、その結果は「不公正」だと感じられる。もしかすると曖昧な罪悪感もあるかもしれないが、要するに、苦悩は、患者およびその周囲の人々にとって、意味のない重荷だと考えられているのである。

中には、唯一の正しい尊厳ある解決は、避けられない死をできる限り速やかに容易にすることであり、そこからの解放を選択する責任は個人にあると信じる人々がいる。しかし、それが、神の力と智恵、結局は、神の愛をもきっぱり否定するのは確かだ。ただし、そのような解放要求に至る苦悩は、やわらげられるか、かなりやわらげられるものであり、実際、そうあらねばならない。そして、そのようなケアの方針を擁護する人々に深い関心を抱くことは、今日のこの国における苦悩への多大なる無関心とその結果としての無視に対して挑戦することにもなる。確かに、私たちに自己満足の余地はない。そのようなステップが間違いだと語る人々は、速やかな死という解決を誰かが要求することと自体がそもそもあってはならないことを理解する責任がある。身体的ケアを提供し、死は時宜にかなった妥当なものであることをわかってもらうためには、相手を理解する共感が実際に作用していなければならない。しかし、もしもこうした事柄の向こうに永遠的価値のある相手を見すえないのであれば、私たちの仕事は、単なる緩和技術の使用にすぎず、相も変わらず現実の問題とその解決を回避していることになる。

痛みを止めてくれという叫び声は、人間にふさわしいものではない。死にゆく過程が終わりとしか見なされない場合、患者が痛みに苦しみ長く疲れ果てるとき、患者の周囲の人々の心は、心配と恐怖で埋め尽くされる。患者は「何が起ころうとも知っているに違いない」と、それとなく結論されるため、死にゆく人の避け難い孤独は、増すことになる。誰もが、避け難い敗北からくる無力さでいっぱいになり、恐怖は、説明も援助もないままに苦悩する者へと伝わる。患者について思うことはすべてネガティヴであり、私たちの誰もがする応答は、言葉ではなく、ただ考えるだけに終わる。そのため患者は、役立たずで侮辱されたように感じて取り残される。

人は生来その性質から、自分が耐えている痛みに疑問を抱き、そこに意味を求めなければならないことに気づく。患者が死をじっと見つめ、たとえそこには、真実の意味のほんのわずかな輝きしかなくとも、その存在を受け入れなければ、当人は、人生を十分に受け入れることができない。実践上、個人は大衆よりもいつでも親切だし勇敢である。私たちの無関心と自己満足の両方が、死の衝撃によって、揺すぶられると、この悲しい考え方や実にしばしば不適切となる見込みにもかかわらず、私たちは、結局は勝利が敗北に置き換わると考え始める。すべての種類の苦悩が、回想に至る。そして、死に近づくことは相変わらず、物質至上主義的価値感のくびきを断ち、人々から最上の部分を引き出し、彼らのやすらぎにふさわしいものを当人に提示する。人間についての現実的真実と患者の尊厳、そして患者が神の慈悲にすがることは、親切と忍耐強い愛情によって、光を当てられる。

敗北でなく達成

肉と霊、することと受け入れること、与えることと受け取ること、それらが渾然一体となる。在宅ケアが困難になると、私たちの出番となるわけだが、私たちがすることが完全となるには、その患者を愛し信頼を抱く友人の継続的支援が要る。こうした事柄すべてが相互に織り合わされ、ゆっくりとではあるが一つのパターンを形作る。私たちに用意できるのは、個人が旅をする道だけであるが、その道の性質は、多くのストーリーにおいて私たちに示されてきた。私たちが新参者を迎え入れるときの自信は、私たちが既に知り得たものごとからの遺産である。なんとかして私たちは、人生の二つの部分に折り合いをつけねばならない。つまり、この世において、そしてこの世のために私たちが義務として果たすすべての行いと、私たちにはなんともできないつらいものごとを受け入れるすべての理解とのあいだで、折り合いをつけねばならないのである。

死にゆく過程は、現実的真実についての日々の不注意を知らぬ間に削ぎ落とす。これはしばしば、人が病いの真実の性質について理解するよりずっと前から始まっている。そこでは、精霊の作用が頼みであり、神の出鼻をくじくことによって恐怖をあおらないよう注意しなければならない。誰かが然るべきときにこの過程を通るとき、彼は落ち着きと受容を達成し、それに反応する形で周囲の人々は、彼を見守り傾聴することを学ぶ。私たちのところのような病棟の静けさは、大部分、患者自身の中にあるものである。これは、戦う力が徐々に失われたというだけではないし、如何ともし難い断念というわけでもない。身体のゆるやかな衰弱の終わりは、苦渋と憤りの中に見出されるわけではない。たとえ、それらがはじまりにおいては病いの中に見出されたとしても。私たちの経験では、ストーリーの終わりは、丁重さと感謝、そして謙虚さの中に見られる。死にゆく人はあまりにしばしばオープンさとシンプルさを持ち合わせており、彼らを援助しようと努力する人々から同じ特質を引き出すものだ。私たちは、私たちにそのようなことを学ばせ、寛大で、他者に真実の注意と敬意を持って近づくことを可能にさせる人々に、借りがあるわけだ。ここには、単なる倹約主義ではなく、今ふたたびの寛大さと不変性がある。それは、後に残される人々にやすらぎと勇気をもたらす、とりわけよい記憶を残す達成である。

死にゆく人のために…

死んでいくには共同体が必要だ。援助と仲間意識。それにケアと注意が、死にゆく人の苦痛と恐怖を静め、おだやかに逝くことを実現する。共同体の側も死にゆく人を必要とする。なぜなら、永遠の問題について考えるため、そしてそれを他者に聞かせ、与えるために。教会の共同体が特別な責任を担っているのは、多くの異なる環境にいる死にゆく人々に出会い、時にとても困難な状況を耐え忍ばなければならない人々を支えるためだけではなく、私たちの現在ある格差を是正するよう援助するためでもあると、私は信じている。ほとんどの人々にとって、自宅で死にたいという理想はあるものの、あまりにしばしば、それが実現不可能と判明する。私が働く特権を得ているタイプのホームがより多くなることが、強く望まれる。それらは、医学と看護ケアの最も報われることの多い領域において専門化を実現できるホームであり、宗教とスタッフが至る所にある人生を支えるホームである。

死にゆく人を避ける社会は、不完全な哲学しか持ち合わせていない。死にゆく人が私たちのあいだに存在すること自体によって、彼らは、「私たちが心から智恵に耳を傾け、その日その日を大切にする[*2]」ことを思い起こさせてくれ、人生についての最も重要な問いを投げかけ、最も偉大な現実を私たちの意識に上らせてくれる。もしも私たちが「彼らと共に目を覚ましている[*3]」なら、彼らは、孤独感のいくらかを、背負った重荷のいくらかを軽くされ、私たちは共に、死ぬことが単なる喪失ではないことを学ぶことができる。もしも彼らが、神を（しかも神を、恐怖からの単なる逃避としてではなく、彼らが自らの人生全体を異なる仕方で眺めるよう求める現実として）見つけることを援助され得るならば、いかなる苦悩も利用され、変容されることになる。そして、ヨブ[*4]のように、その問いを投げかける者は、神の存在において、その問いが死にゆくのを見ることになる。

＊訳注

一九六〇年の夏に、アントーニ・ミチュニヴィッチが亡くなり、一九六一年には、七年来の親友であったG夫人、続いて父親も亡くなるという、つらい時期にキリスト教関連の雑誌"Frontier"に書かれた論考である。内容からしても、発表の場からしても、書くこと自体がシシリーの癒しになったであろうことは想像に難くない。シシリー、四十三歳。本稿は、その三分の二ほどの縮刷版である。

本稿の囲い記事は次の通り。「死にゆく人を避ける社会は、不完全な哲学しか、持ち合わせていない。西洋社会において、今日、死に関して私たちはどうしているのだろう?」。

＊1　連祷（れんとう）：司祭の唱える祈願に会衆が唱和する形式。

＊2　number our days that we may apply our hearts to wisdom.
友人の遠藤勇司牧師によると、直接の引用か否かは不明だが、おそらく詩編90: 12『生涯の日を正しく数えるように教えてください。知恵のある心を得ることができますように』（新共同訳（旧）929頁）の英訳が元ではないかということである。

＊3　Watch with them 第十二章参照。

＊4　Job：ヨブは旧約聖書に収められている『ヨブ記』の主人公。第1章訳注＊1を参照。

第10章 書評『生と死の決定』

Saunders, C. (1965) Book Review' Decisions about life and death'. Nursing Times (16 July), p.978.

「生と死の決定：近代医学におけるひとつの問題[1]」

このブックレットは、瀕死の状態にある患者の蘇生や、不可逆性の重篤な脳障害のある患者の「生命」維持のような問題に関する決定をする人々のために、社会責任のための教会会議委員会（the Church Assembly Board for Social Responsibility）によって作成されたものである。まず、ここで問題とされる症例が記述され、そのような事態は（あきらかに稀であろうが）昨今の医学の進歩によって増加傾向にあり、このような深刻な議論が既に必要となってきているとされる。

看護師は、そのような患者のケアのほとんどを実践している身ではあっても、その手の決定を下す責任がないため、もしかすると、看護師に直接的関心はないかもしれない。しかしながら、ブックレットが指摘するように、もしも医師が「ケアの中止」を指示したならば、そのような状況でなければ職業的にネグレクトと呼ばれる状態に患者を放置しなければならないのは、看護師なのである。「必要なすべてのトレーニングを受け、心と魂、そして感情を集中させることがすべて、良い看護師になるためであったことを思えば、」とブックレットは続ける、「そのような行為の緊張と危険は、いくら誇張しても誇張し過ぎることはない」。

ブックレットは、お手軽でも読みやすいわけでもない。しかし、問いは、取り組む問題の深刻さに見合うレベルで、十分に巧みに議論されている。病人に対する人の義務に関する法的側面、ローマ法王の割り当て（the Papal Allocution）、そして「通常手段と非常手段」に関する道徳的および医学的区別は、巻末の補遺で考察されている。

最終的要約としては、二つの異なるアプローチ、すなわち実用本意か、より伝統的に行うかがあるが、両者とも以下の結論に到達する。医学的治療がここまでは必要だったが今後は必要ないという症例があるということ、そしてその決定責任は、ケースバイケースで医師によって直面されなければならないこと。個人的決定の背後にある基本原理が議論され、ブックレットは「医師がそれについて社会（そして宗教的な人であれば神も交え）に対して回答できなければならない」と強調する。

結論には以下の部分が含まれている。「保存されるべき二つの主たる「価値」があるように思われる。生命の価値（生命の召使いとしての医師の価値）と死の価値（昔の祈り人が『完璧な死』と呼んだものの中でこの地球上で誰もが自らの人生を完了したいとする願いを妥当とする価値）である」。死の価値は、この考察においてネグレクトされた次元として記述されているが、死が人生全体にとっていかに大切であるかを示して見せた多くの患者を思い浮かべるとき、この強調を確認できるのはよいことである。「人生が死に関わるように、確かに死は人生に関わっている（It is indeed 'relevant to life as life is to death.'）」。ここにはキリスト教の大きな貢献がある。看護師の貢献の必要性もある。それが達成されるようケアする人々は、この刺激的なブックレットを読みたいと確かに思うであろう。

シシリー・ソンダース M.A., M.B., B.S., S.R.N., A.M.I.A.

◆原注

The Church Assembly Board for Social Responsibility. Decisions about Life and Death: A Problem in Modern Medicine, The Church Army Press, 4S 6d.

＊訳注

「生命の価値」と「死の価値」という言葉に驚かれるだろう。その一見矛盾する価値を両立させるのが緩和ケアだと主張されている。その最前線にいるナースへのやさしい視線が特筆に値すると思う。

第11章 人生最期のとき

Saunders, C. (1965) 'The Last Stages of Life'. Nursing Times (30 July), pp.1028-1032.

希望と他人への思いやりに満ちた生と死の哲学のおかげで、著者は過去六年間、もっぱら悪性疾患の終末期患者と仕事を続けることができた。心を動かすこの論考において読者はすぐに、信頼に値する環境やポジティヴなアプローチを発見し、ケアを行う男女が死にゆく人に慰めと平和をもたらすことが必要だと知ることだろう。


「なんだかすごく変な感じがしました。誰も私を見ようとしないのですから」

「もしも私がよくならなければ、見捨てるつもりですか?」

この二つの言葉は、聖ジョゼフ・ホスピスに入院してきた患者から私が言われたものだが、死にゆく人を実にしばしば悩ませる罪悪感、挫折感、そして拒絶感を描き出している。

このような感情は確かに、慢性疾患を長く抱えた患者のものではあるが、どれもあまりにしばしば、私たち自身の態度を反映している。死は恐れられ、死についてのすべての考えが遠避けられるため、死にゆく人自身はしばしば孤独の中に取り残される。自宅であれ病院であれ、彼らは、たとえ家族ないし医療従事者に取り囲まれていても、情緒的には孤立している。患者のそばにいるとき、私たちは憐れみをもって彼らを見る傾向にあるが、それは蔑みからさして遠くないところにある。死に対する自分たち自身の反応に集中し過ぎると、私たちはしばしば、死にゆく人への敬意を学び損ねることになる——彼らこそが、治療者と患者の双方にとって必要な真実の意味を見つけるよう私たちを援助できる人たちなのに。

敬意は、学び損なってはならない。人生の最後の段階は敗北と見なされてはならず、むしろ人生の成就と考えられるべきである。それは単に否定されるべき時間ではなく、むしろポジティヴな達成の機会なのである。私たちが最も患者の役に立つのが、それを信じ、それを期待することを学ぶときだ。

過去六年間にわたり、私は、何百という患者の人生の最期の数日ないし数週間を知り、修道女や看護師の共同体による患者の世話を援助する特権を与えられていた。

思うに、信頼を提供し、死と死にゆくことにポジティヴなアプローチを許容する哲学を見つける方法は、患者を継続的に見ていくことであるが、そのとき、彼らの欠けたところではなく彼らの勇気を、そして彼らの依存ではなく彼らの尊厳を見るものでなければならない。患者の生命を救おうとし、あるいは死にゆく人の苦痛を軽減しようと一生懸命な医師や看護師は、自分たちが最善を尽くしたという実感によってのみ、気持ちを落ち着かせることができる。しかし、患者自身がいかに上手に自らの役割を果たしたかをも知る人々は、喪失に慰安を、そして未来に直面する勇気を見つけることができる。

聖ジョゼフは特別に専門化された病棟である。そのような治療設定においてはしばしば、一つの問題をあきらかにすること、そして広く適切な一般原則を見つけることが容易になる。聖ジョゼフは、診断への挑戦も、難しい治療決定も行わない。そのような問題は、別の医師たちが既に悪戦苦闘してきたのである。つまり、私たちの患者の病いにおけるそのような段階は、既に終わっているのである。

治癒の希望は持たなくても、患者を苦痛を抱えた人として見ることや症状軽減に集中することは、容易である。一人ひとりが自分自身の病いと自分なりに折り合いをつけ、人生の終わりに向かう独自の道を進むのを目の当たりにすることは、尽きせぬ魅力をたたえている。ほとんど決まって、本当の達成感を残すのは、静かな幕引きである。患者がはじめて聖ジョゼフに来たとき、それがどんな道行きになるのか、どのように患者を援助することができるのか、私たちにはわからない。確かなことは、死はどうあるべきかという先入観は私たちにはないということだ。

私たちは患者一人ひとりの達成を評価しなければならないが、それは判定ではない。人によって賞賛の程度は異なるものの、たぶん誰が一番などと言える者はいない。たとえば、年老いたハンソン氏。最期の二週間は、ぶつぶつ不平を言うのをなんとか止めることができた。また、若きアーサー夫人は、五ヶ月間、病棟をお祭り気分で満たし、ほとんどパーティー状態にしたが、どのくらい費用がかかったかは一切口にしなかった。さらに、忘れることができないのはマーチン氏である。すべての修道女が彼の祈りのために特別な意図を抱き、最ものんびりした看護師でさえ彼のためには素早く動き、そして彼のための髭剃り用のお湯はいつでもしっかり熱かった。それでも、彼とクラーク氏とをどう比較したらいいのだろう？　クラーク氏は、愛想はいいもののだらしのないアル中だったが、病棟には定刻ギリギリに戻ることによって、近所のパブに入り浸るのを許すシスターの信仰行為をいつでも正当化した。そして、なんと彼だけが、隣のベッドの孤独な逃亡者にいくらかの慰めを与えることができた。

患者が私たちの病棟に入院してくるときには、積極的治療の時間は終了している。しかし、今や慰めとケアしか提供できないとか、過剰な活動は無駄に平和を乱すに過ぎないといった決定は、別の場所でなされたものである。時には、予期せぬ寛解や退院があり、それは稀だとはいえ、そうした可能性は決して忘れられてはいない。もちろん、そうなったとき、私たちは喜ぶけれど、それだけを私たちの勝利と見なすわけではない。たとえば、若き母親が自分自身の死を受容することによって、いかに家族を励ましたか、彼女がいかに未来を信じるよう家族を援助したかを知ることは、私たちの喜びの一つであった。勝利は完全に彼女自身のものだが、それを実現するために彼女は、多くの医学的および看護的援助を必要としたのである。

読者の中には、もしかすると、死を受容することとかその準備について話をすることは衝撃的だと感じる方もいるだろうし、患者と医者は人生の権利を求めて最後まで戦い続けなければならないと考える方もいるだろう。なぜ私たちがそのようなネガティヴな役割に満足できるのか疑問に思う方さえいるだろう。しかし、死の接近が回避できないとき死を受容することについて語ることは、患者の側の単なるあきらめとか屈服ではないし、医師の側の敗北ないし無視でもない。それぞれの側の当事者にとって、死の到来を受容することは、何もしないことの正に反対に位置することなのである。

悪性疾患の終末期患者に対する過剰な治療と過少な治療のあいだの区別は、患者に最大限の注意を払わないとわからないものである。痛みについて話すよう求めたときのある返答、「先生、痛みは背中から始まったんですけど、今では私のどこもかしこもが悪いみたいなんです」は、私たちが継続して対処している状況を描写している。慰めと平和を彼女やその他大勢の患者にもたらすには、多くのスキルや細かな注意を払うことが必要であり、それによって多くの報酬がもたらされるのである。

死にゆく人のケアには、患者が亡くなるまで生きることを可能にするためにできることがすべて要求される。そこには、体（body）のケアと同様、家族（family）、心（mind）、そして霊（spirit）のケアも含まれる。これらはすべてとても複雑に絡み合っているので、別々に分けて考えることは難しい。しかしながら、すべての中で最も重要な因子は、患者が「でも、もう一度穏やかに感じることができて、とても幸せです」と言って私との会話を終わらせることができる、患者を歓迎し患者から信頼される環境である。

私たちのところへ勉強にやってくる多くの学生が、この環境を描写しようとする。そして、あるグループはこう書いた。「誰もが言ったことを書き留めるのもつまらないので、私たちは逐一数え上げることにする。痛みと眠気はない。（その真実の意味における）活発さと穏やかさがある。死はなんら思い悩むものではなく、むしろ家に帰るようなものだと感じさせる、定義し難い環境。そこには統合があり、患者、スタッフ、そして見学者がすべて同等の重要性を担っている。人々を分け隔てる障壁はなさそうだ。特に、患者に語りかけるのがいかに容易か、そして患者が私たちをいかにたやすく受け入れるかに目を見張るものがある。痛みへのアプローチは単純だが、宗教的運営のなされる場所に特有の狭小さはない。不可知論者、無神論者、ないし考えることを拒否する人々が、強いキリスト教信仰を持つ人々と同様、各自にとって最も合った仕方で死を受け入れるよう援助されている。そして、個人それぞれに、ケースワーク・アプローチが利用されている」。

聖ジョゼフ・ホスピスに来る学生や見学者は決まって、患者の表情に表れた幸福感について語り、患者は自分自身ががんを患っていることや入院時には死に近づいていることを知っているのか、あるいは私たちはその真実を彼らに語っているのかと問う。一般的に、英国の患者は、がんを患っていることを聞かされないし、たとえ何らかの方法で診断について知ったとしても、患者がそれについて私たちに話すことはごく稀である。私が信じるに、この段階では、実にしばしば議論が恐ろしくてできないというよりも、彼らにとって診断は適切ではないようである。

今でもそれほど多くはないが、患者の中には、自分が死にゆくこと、そしてそれが聖ジョゼフへの転院理由だと言われた者もいる。自分の死を十分に疑っているものの、議論することを選ばない者もいる。私たちは、ほとんどの患者が入院時に自らの余命を意識しているとは思わないが、最終的に彼らのほとんどが真実を知るところとなり、彼らはそれを恐れてはいないのだ。死は、近づいたときには、恐ろしいものではない。

本来急かされることのないこの環境の中を一人で気軽に病棟回診ができるのは、私にとって最も恵まれたことだ。会話を始める主導権は患者に握ってもらう。半分以下とはいえ、私に真実をオープンに語る患者がいる。彼らがそうするとき、自分が死にゆくことを知っていると言うのは患者の方であって、その逆ではない。しばしば患者は、とても間接的に、あるいはまったく言葉ではない形でそれを表現する。なぜなら、そのような真実は、関係性の中にあるのであって、言葉の中にはないからである。

話をしたがる患者の大方は、既に何が起こっているかを知っている。彼らは、恐怖を外に向けて表現したいのかもしれない。「死ぬには長くかかりますか？　痛いですか？　寝ているあいだに死ねないでしょうか？」家族について話したいのかもしれない。あるいは、私たちにごく簡単に、時には当然のことであるかのごとく、感謝の念を伝えたいのかもしれない。時に、彼らは話題を即座に持ち出したがるかもしれない。患者は死について話し続けたいのか、あるいは自分がいつまでも生き続けるかのように話したいのか、ささいな症状を訴えたいのか、あるいは天気について話したいのかといった感じで、訪問の度ごとにいつも新鮮な気持ちで会話を始めることが大切である。ジョークは不適切であるなどということは絶対になく、多くの家族がそうであるかのように、私たちにもストックがたくさんある。

患者が安全な環境で脅えてはいないことや、自分なりにマイペースで洞察に至るのを許容されていることは、私にはそれとなくわかる。親族、医師、そして看護師たちのほうがしばしば、死にゆく患者よりも、死について考えることをずっと恐れている。しかしながら、患者の中にも、病いの否定、あるいは保証を求めるがゆえに、少なくともしばらくは、自分が望む真実として、以下のようなことを言ってもらいたがる者もいる。「あなたの痛みが治まってきたので、嬉しいですよ」、「私たちは最善を尽くしていますし、あなたにもっと合った新薬を処方できると思いますよ」、あるいは「すぐには確約できませんが、もしもあなたがここ一、二週のうちにもう一度依頼されるなら、そのときはよいお答えができるでしょう」。それでも彼らは、自分なりのやり方を見つけるものであり、死が待ったなしに差し迫っていることを必ずしも知る必要のないことは、私にとって十分あきらかである。人生においても、死においても、信頼と信仰は、それほど異なるものではない。

ごくたまにではあれ、私は直接的な質問を受ける。そこで思い出すのは、マーチン氏である。私は彼のことをよく知っていたし、彼は本当に直接的な質問をしたがった。私の返答に対して、彼は言った。「それを私に言うのはつらかったですか?」私が「ええ、そう、でした」と言うと、彼は単にこう言った。「ありがとう、言われる方もつらいです。でも、言う方もつらいでしょう。ありがとう」。

これは、死にゆく人に関する大変多くの事柄を要約している。彼らは、自己中心的ではなく、周囲の人々に対する多大な敬意と礼儀正しさを維持している。彼らは直接的であり、日々の生活の複雑さが失われても、一人ひとりが偉大な単純さでもって私たちに出会う。上記の例のように、言うことはつらくなければならない。もしもそうでないのであれば、私たちは躊躇せねばならない。その状況は、私たちが理解と同情から引き出せるもののすべてを要求する。そして、私たちは、正しい瞬間と正しい方法を知らなければならない。私たちは、各自が私たちの与えられるものでうまくやっていけるよう十分に配慮しなければならない。マーチン氏や私の知るその他の多くの人々は、自らの死にゆくことの達成によってそれを実に「良い終わり」とした。

看護師には、言うか、言わないかにまつわるいや増す責任はないものの、彼女たちはしばしば他の誰よりも患者に近いところにいるため、警告なしの探索ないし曖昧な質問に直面することになる。看護師は何かを言わなければならないのである。看護師がそのような患者の役に立てるよういかに対処するかは、一九六三年七月に『アメリカン・ジャーナル・オブ・ナーシング（American Journal of Nursing）』に掲載されたベイカーとソレンセン（Baker and Sorensen）の論考において検討されている。幸いにも、私たちは、コメントを要しない信頼でもって応じることがしばしばである。患者はたいてい私たちの判断ないし説明ではなく、私たちの理解が欲しいのである。そして、それはしばしば、私たちが黙って耳を傾けることである。私たちが考えていることを知りたいわけではない。彼らが知りたいのは、私たちが彼らの考えていることに関心を抱いているということなのである。いかなる状況であれ、「やすらかに信頼していることにこそ力がある」[*1]ほどの真実はない。

私はマーチン氏に、ケアをしてくれる人に何よりも求めるものは何ですかと訊ねた。彼は、「僕を理解しようと努力しているように見える人だね」と答えた。私たちは、現在進行中のつらい出来事を変化させたり、疲労困憊や別離の苦しみを和らげる以上に、相手を本当に理解することなどできない。私たちにできるのは、患者自身の資源を動かすよう援助したり、彼自身の個人的勝利に至るのを援助することである。マーチン氏は耳ざわりのいい言葉を求めなかったし、理解の首尾一貫性さえも求めなかった。唯一、努力に足るケアだけを求めたのである。

私たちは決して、そのような患者を単に可哀想だとか迎合でもって見てはいけない。実にしばしば、私たちにつつましさを感じさせてくれるのが、患者である。お涙頂戴の同情ほど、彼らの士気を下げるものはない。達成の期待と評価が相俟った情熱的な当然さや、必要な実践的援助の素早い見立てほど、役に立つものはない。

ポジティヴなケア・アプローチと対になった、患者の症状に対する注意深い評価に基づく治療によって、患者の痛みや不安がどのくらい軽減されるか、いつも理解できるわけではない。そこでは、患者だけでなく、家族、実際には医師でさえもが、恩恵を得る。痛みは患者の主訴の七十パーセント以上を占めるが、それだけが観察されたり治療されることは稀である。患者は自らの痛みを過大評価することはなく、私たちが彼らの信頼を得ているときは、なおさらそうである。最も大切なことは、彼らが言おうとしていることを私たちが、聴くことである。

病いのこの段階においては、痛みの（たとえば動作時に）増強があるとしても、痛みはほとんどいつも持続しているため、継続的なコントロールが必要である。つまり、薬剤は定期投与されなければならないのである。痛み自体が鎮痛薬に対する最大の拮抗作用を持つゆえ、痛みは絶えず軽減されていなければならない。私たちの標準的治療は、四時間毎の投与である。もし治療が患者の痛みを先取りするなら、患者が痛みを予期し、その恐怖や緊張によって絶えず痛みを増強させることになるだろう。その際、患者に耐性ができたり嗜癖になる危険性は最も低下しており、自立と尊厳を維持することになる。

〝PRN〟[*2]の文字は、いかなるルーチンが選択されるのであれ、決して追記されてはならない。一方、患者もスタッフも「適切な（proper）」タイミングを待ってはならない。通常量は普通、時折の訴えのために増加させる必要はないことを私たちは学んだ。危機の場合は、増量が必要であり、その際は注射が必須である。しかし、もしも患者が信頼している好みの錠剤を（より強い定期薬のあいだでも）必要な時に飲めるよう用意しておけば、それが長い治療経過を通していかに有効か、とても驚かされるものだ。

今では、中等度ないし重度の痛みをコントロールする薬剤はたくさんある。しかし、重度の痛みに対してオピオイドに勝るものはなさそうだ。私たちは、ほとんどの病院ないし一般診療で通常開始されるよりもずっと早い時期から少量のオピオイドを使うようにしている。オピオイド以上に、精神的および身体的苦痛を十分に軽減し、重度慢性疼痛を無意味に忍耐しつつ孤立感を味わっている患者を援助するものはない。必要ならば、有効量のオピオイドを最後まで何ヶ月間も、しばしばその量を増減することなく使い続けることもできる。私たちは嗜癖を薬剤に対する情緒的依存だと考えているが、それは、痛みが増強したという証拠もないのにオピオイドの量が増え、注射頻度も増加する持続的要求によって特徴づけられる。私たちの経験では、一千百人の患者のうち二パーセントだけが、嗜癖となった。

ヘロイン（diacetylmorphine／Heroin）の輸入は米国では法的に禁じられているが、私たちはかなり広範にこの薬剤を使用している。私たちの経験では、他のオピオイドやいくつかの合成薬剤も同様の効果は有するものの、ヘロインだけがほとんど副作用なしで、主作用を実現し、患者の意識をクリアなまま穏やかにすることができる。私たちの条件および方法でならば、ヘロインが私たちの使用する他の薬剤より多く嗜癖を起こすという傾向は認められない。

モルヒネとそれと同等量のその他のオピオイドとのあいだで選択に悩むことはほとんどないと思われる。しかし、どんな薬剤が使用されようとも、初回量としては、モルヒネ5ミリグラムから8ミリグラムという平均用量以下を示唆する。そして、もしもフェノチアジン系薬剤のどれかを少量併用するならば、より有効となる。オピオイドは、痛み、急性の苦痛、そして不快感に用いられるべきであって、鎮静のみを目的とすべきではない。

すべての薬剤は、可能な限り経口で投与されるべきである。私たちは、ブロンプトン・カクテル（Brompton mixture）（これはもともと、終末期の結核患者のためにロンドンのブロンプトン病院で導入された）の類似品を使っているが、そこに含まれているのは、初回量としてヘロイン2・5ミリグラムから5ミリグラム、コカイン10ミリグラム、そしてジン4ミリリットル（スプーン一杯）である。悪心や嘔吐を来す病変のある患者に対しては、これに、マレイン酸プロクロルペラジン（prochlorperazine maleate／Stemetil）、5ミリグラムから10ミリグラムのシロップを追加している。もしも追加の鎮静が必要ならば、プロクロルペラジンの代わりに、クロールプロマジン25ミリグラムから50ミリグラムのシロップを使っている。

きわめて重篤な痛みや、嘔吐を伴う痛みに対しては、経口量の約半分の鎮痛薬の注射から始めることにしている。鎮痛薬のみを投与することは稀であるが、より深い鎮痛が必要なときは、塩酸シクリジン（cyclizine hydrochloride）25ミリグラムから30ミリグラム、塩酸プロマジン（promazine hydrochloride／Sparine）50ミリグラムないしメトトリメプラジン（methotrimeprazine／Levoprome）12・5ミリグラムから25ミリグラムを追加している。

私たちが使用していない薬剤はここに記載していないが、だからと言って、それらを使用すべきではないという意味ではない。誰もが、自分自身の状況に適した薬剤のいくらかに対して、経験を通した手応えを感じていなければならない。終末期疼痛の持続痛に対して鎮痛薬を投与する技において、もしも定期処方が続けられ、もしも作用と副作用が熟知された鎮痛補助薬が追加され、そしてもしも患者周囲の人々が彼に本人の必要とする信頼感や安全を提供し続けたならば、薬物量は低用量のまま維持されるだろう。

不安と抑うつはたいてい複雑に絡み合っている。もしも不安が目立つのであれば、アミロバルビトン（amylobarbitone）30ミリグラムないしクロルジアゼポキシド（chlordiazepoxide）5ミリグラムから10ミリグラムで十分だろう。もしもそれで十分でなければ、私たちはしばしばフェノチアジンに切り換える。アルコールは、すべての人々、特に男性において最も有効であろう。

これらの患者のうつ病は、まれにしか坑うつ薬に反応しない。アンフェタミンを試すのは時に価値があるが、そこでも、アルコールは期待される。少量のステロイドも有効であろう。

患者の混乱は、時に避け難いが、しばしば予防できるし、患者はそれを予期することで、やすらぎを得たり心を静めることができる。圧倒的な不安、過剰な否認、ないしパラノイアといった初期徴候が出現したら、患者はフェノチアジンを投与されなければならない。極端な焦燥感に対し、クロールプロマジンのシロップほど有効なものはない。危機に対しては、注射も必要となり、中にはオピオイド入りのヒヨスチン（hyoscine）に訴えることもあるが、それは稀である。

不眠は、痛みがコントロールされれば、問題にはならない。眠気は生じやすい副作用だが、薬剤が痛みに合っていれば、稀にしか出現しない。オピオイドの夜間量を不必要に増やすよりは、眠剤を追加すべきである。

多くの高齢者にとって、アルコールは、病いがいかなる状態であれ、夜間に選択するのにベストである。グルテチミド (glutethimide／Doriden) ないし抱水クロラール (chloral hydrate／Somnos) が、バルビツレートより好ましいのは、後者は夜間にイライラを起こしたり、翌朝の眠気や抑うつを引き起こすことがあるからである。クロールプロマジン25ミリグラムから50ミリグラムのシロップは、イライラしやすい患者に処方しやすい。私たちの経験では、それ以上に必要となることは稀である。ほとんどの患者における夜間の障害は、適切な時間における安定剤によって予防が可能である。私たちの患者の六十パーセントは七十歳以下だが、彼らにとっても、本人が既に好みの薬剤を持っていない限り、抱水クロラールがよい。

私たちの患者のほとんどは、眠前処方を飲まずに、そのまま朝まで眠る。睡眠は痛みの閾値を上げるが、痛みでいつも中途覚醒する人というのは、不眠時薬を使うか、夜間にレスキューを使うパターンが既に確立されているのである。

ここで、私が伝えようとしてきたことのいくつかを描写するために、最近亡くなった三人の患者を紹介しよう。クラフト夫人は、耳が聞こえず話すこともできなかった。死の四十八時間前、彼女は私に、自分は死んでいくことを知っていると、首を縦に静かに振りながら言った。フランセスさんは、小学校の元校長だが、彼女も死んでいくことを知っていた。彼女は、その二、三日後にクラフト夫人について私に話した。「クラフト夫人は苦しまなかったわね」。彼女は言った。「ここに苦しみはないの。この場所のモットーは『ここに痛みなし』ね。とても安心を感じさせてくれるもの」。

フランセスさんは、三ヶ月の入院中、私ととてもよく話し、ホスピスの回診に同行する学生たちともよく話した。彼女はとても穏やかに息を引きとった。麻薬を定期的に投与されていたので、痛みに患わされることもなく、決して自立を失わず、援助を求めることもなかったので、彼女は自分のしたいことをすべてやり続けることができた。

ウォーカーさんは、二ヶ月のあいだ、フランセスさんの向かいのベッドにいて、二人は友達になった。フランセスさんのように、彼女も（教派は異なるとはいえ）固い宗教的信仰を抱いていた。ある日の午後、私たちが話をしていたとき、二人とも、フランセスさんが亡くなりつつある事実には気を配らないわけにはいかなかった。なぜなら、二人とも彼女に魅力を感じていたからである。そして、そんな状況であれ、私たちは、すべてが彼女にとって順調であることを信じて疑わなかった。

その何週間か前に、ウォーカーさんは私に直接的な質問をした。それは、彼女が十分に私の人柄を知ってからのことであった。「先生、私は自分のアパートを処分するかどうか決めないといけません。時に、自分が感情的になるのは自覚していますが、だからといって、私の調子が悪いというわけでもありません。是非、相談にのってください。私は、病気になったときから既に、自分のことはわかっていますから」。

カーテンと身体診察だけが、いつでも、病棟全体とは異なるプライベートな空間を作れるのであり、私たちはゆっくりとそのモードに入りながら、私は彼女の容易ならぬ予後について、そして自分ならアパートを処分するだろうことを語った。彼女は、私の答えをとても穏やかに受け止めたように見えた。それはあきらかに、彼女にとって突然の驚きではなかったのである。この後の回診の際、彼女は私に言った。「あれから随分、落ち着きました。あなたにはとても感謝しています。でも、あなたは多少のリスクを冒して、私に話をしてくれたのですよね？　病棟を見渡せば、誰もが違うことがわかります。中には、教えてくれとあなたに言いつつも、本当は知りたくない人がいますし、あなたにしても、相手にとって結果的に何が正しいか、まったく自信はないわけですから」。彼女は、（色彩や洋服への愛情と同様に）穏やかさと客観性を失なわず、二ヶ月後、静かな信仰の中で亡くなっていった。彼女は、私たちが二ヶ月半前に経口で開始した量の麻薬を注射で投与されていたが、その後も、麻薬量を調節する必要はなかった。

　これらの患者の一人ひとりが順に、他の患者、および彼女たちを知る特権を得た人々に、力強さと信頼を手渡したのである。そのような人々が、熟練した看護師や医学的ケアに対して、薬剤の正しい使い方に対して、そして身体的苦痛同様精神的苦痛についての信頼に足る理解に対して感じている必要性について何かを学ぶことは、聖ジョゼフ・ホスピス[*3]でのこの数年間において、重要であった。これらの三人の患者たち、および数限りない他の患者を介して、私たちは、さらにより大切なものを提供してきた。それは、死に関する哲学の遺産である。それによってこそ、死は人生の本質的な部分であり、人生の成就であると、私たちの誰もが考えることができるようになる。

▼文献▲

Baker J. M. & Sorensen, K. C. (1963) A patient's concern with death. Amer, J. Nurs, 63: 90-92, July.
Hinton, J. M. (1963) The physical and mental distresss of the dying. Quart. J. Med, 32: 1-21, Jan.
Leshan, L. (1964) The world of the patient in severe pain of long duration. J. Chronic Dis, 17: 119-125, Feb.
Kasley, V. (1948) As life ebbs. Amer, J. Nurs, 48: 170-173, Mar.
Saunders, C. M. S. (1960) Care of the Dying. London: Macmillan and Co. Ltd.
Worcester, A. (1940) The Care of the Aged: The Dying and the Dead. 2nd ed. Springfield, Ill: Charles C Thomas Publishier.

＊訳注

一九六五年に American Journal of Nursing のために書かれたシシリー・ソンダースの論文は、医療におけるブリティッシュ・インベイジョンだったはずだ。シシリー、四十七歳。もしも彼女の伝記映画を撮るなら、米国への講演旅行で飛行機のタラップを軽快に駆け下りる彼女の背景には、是非ともローリング・ストーンズの同年シングル「サティスファクション」を流したい。

＊1 "In quietness and in confidence shall be your strength.": イザヤ書 30: 15（新共同訳（旧）1108頁）からの引用である。

＊2 ラテン語 pro re nata の略語で、屯用の意味。

＊3 St. Joseph's Hospice:
「1905年、ロンドンのイーストエンドのハックニーに、聖ジョセフホスピスが開院しました。愛の姉妹会は1900年にハックニーで暮らすようになりましたが、姉妹会にホスピスを開くよう運動を起こしたのは、イエズス会のピーター・ガルウェイ神父でした。アイルランド同様イングランドでも、病院は、治る望みがないと診断された患者に対処することはできませんでした。そうした患者は規則

で入院を禁じられており、既に入院していても、不治と判断されると退院させられ、しばしば劣悪な状況で世話をされることなく亡くなっていました。……彼の祈りは1903年に聞き届けられました。匿名の篤志家が修道院の隣の土地を購入し、ホスピスに使うようにと修道会に提供したのです。二年後、すべてが整い、肺結核の末期患者がふたり入院しました。このようにして、ロンドンの聖ジョセフホスピスは始まりました。／デーム・シシリー・ソンダースは1950年代後半に聖ジョセフにやってきて、長年このホスピスのさまざまな病棟で臨床研究を行いましたが、終生、この聖ジョセフに惜しみない賛辞を送りつづけました」（シスター・ジョセフィーヌ・マクドナルド（著）／細野容子（監訳）2014「日本版刊行によせて」『ホスピスの母　マザー・エイケンヘッド』春秋社）。

第12章 私と共に目を覚ましていなさい

Saunders, C. (1965) 'Watch with me'. Nursing Times (26 November), pp.1615-1617.

聖クリストファー・ホスピスの基礎については、いろいろな考え方ができる。たとえば、ここに提供され使い方を約束された資金や関心のすべてがその基礎なのだと言うことができる。それによって、建物ができ、礎石を置くことができるのだから。あるいは、終末期医療の領域においてこれまで私たち以外の人々によってなされた仕事のすべてと考えることもできる。私たちはその上に自らの仕事を積み重ねていくわけだから。さらに、十七年以上前にはじめて聖クリストファーの未来図が描かれて以来、そこでの語らい、祈り、そして仕事に序々に加わってきた人々のことと考えることもできる。

私はと言えば、皆さんもご存知のように、聖クリストファーは、患者の上に設立されたものと考えるのがベストだと思う。これまでに私たちが出会った患者、および人生のこの時期を今ここで安全に過ごしている患者のことだ。ある患者は、私がミーティングについて話すたびに、患者を代表して、こう言った。「私もそこに行きます」。

ここで、私は、聖クリストファーについての理想を表現する特別な言葉を示すことで、私たちの基礎を眺めてみたい。*1

聖クリストファーの理想と目的

私たちの最も大切な礎石は、死にゆく人のニードを要約したものである。それは、「私と共に目を覚ましていなさい*2」というシンプルな言葉としてゲッセマネの園でもたらされた。「目を覚ましている」という言葉は、多くの異なるレベルでたくさんのことを伝えており、そのどれもが私たちにとって大切である。第一に、聖クリストファーでのすべての仕事は、患者への敬意と患者の苦痛へのきめ細かな注意からもたらされなければならない。つまり、患者を本当によく観て、それがどんな種類の痛みなのか、どんな症状に似ているのかを学ぶこと、そしてそのような知識から最高の緩和方法を発見することである。それは、継続して新しい技術を習得することでもあるし、聖ルカ病院やその開設者であるハワード・バレット博士の著作から学んだことや、聖ジョゼフ・ホスピスでのあらゆる仕事、そして英国および米国の多くの人々との議論から学んだことを発展させることである。この問題だけに集中できる施設はまだないが、私たちはそれらのさまざまな側面に光が当たるよう援助し合っており、それを一つにまとめ、これまで完全にないがしろにされてきた領域において新しい技術を発展させたいと思っている。

「技術だけでなく思いやりも」

私たちは、発見の可能性がある限り、これまでどこでもなされたことのないような苦痛緩和に関する研究を計画し、実践していきたい。このような学習は、専門的環境においてしばしばより容易になるため、私たちが理想的ユニットと考える建物によって、患者を援助するだけでなく、苦痛緩和の一般的水準を上げることができ、このような問題についても他の人々が考えをめぐらすよう刺激できればと願っている。ここで、ある患者のことが思い出される。若い女性が、こう言ったのである。「あなたには、痛みを心と体の両方の側から理解してもらえるようです」。このような理解を学ぶ上での目標は、また別の女性によって記述された苦痛緩和の言葉で表現される。「どこもかしこも何もかもが痛かったのに、今はそれもどこかに消えて、私は自由です」。

十七年前に、一人のポーランド人が亡くなるとき、「君のホームの窓」のためにと五百ポンドを残してくれた。それが正に、聖クリストファーの始まりとなった。彼はこうも言った。「僕が欲しいのは、君のあたまの中にあるものとこころの中にあるものだけなんだ」。それは、後年、もう一人のポーランド人[*3]が言った言葉と響き合う。「ありがとう。薬にではなく、君の心にさ」。思うに、二人とも技術だけではなく思いやりをも欲しがっていたのである。彼らは、ケアのよい技術と同様、温かさと友情を必要としていた。本当に目を覚ましていることが意味するものの理解には、これらが含まれねばならない。私たちは、本当に、痛みがどんなものかを学ばなければならない。重い病気になるというのはどういうことか、仕事を辞めて人生から撤退するのはどういうことかを私たちはもっと学ばなければならないし、身体精神機能が低下することや、大切な人やいろいろな責任を失うことについても知らなければならない。もしも私たちが、患者が自らの道を見つけるために必要な傾聴や安定したサポートを提供しようとするなら、私たちは、患者「のように」感じることなく患者「の気持ちを」感じる方法を学ばなければならない。

ここでまた、私がしばしば引用する鍵となる言葉を紹介しよう。「私は、私を理解しようとしているように見える人を探しているのです」。こうした患者は、憐れみやごきげんとりを探しているのではなく、私たちが敬意と勇気の期待でもって自分を見てくれることを求めているのだ。私にこんなことが言えるのは、「あなたは何でもすべて彼らに言えるでしょう、私で大丈夫だったのだから」と言った女性のような人々に出会えた賜物である。彼女は、奇妙で、劇的ないし、ただ不幸なだけという経験（センチメンタリティとか扇情主義とひとくくりにされるもの）ではなく、あまりにありふれた経験（普通の人々がいつも直面し、なんとか乗り越えようとするもの）をやり過ごそうとしていた。

「死にたくない」

私たちは、「死にたくない、私は死にたくないんだってば」という正直で諦めきれない嘆願から「正しい物だけが欲しいの」という静かな受容に至る道に沿って進む患者を目にするだろう。私たちは、受容を見るだけではなく、とてもリアルな歓びをも見るだろう。疑い、恐怖、そして不本意さを経て、向こう側からやってくる人の真の陽気さである。私は、亡くなるわずか一時間前にその困難な道を進んできてようやくベッドサイドから這い出した男性を覚えている。「彼は楽しそうね」とひとりごちてみたものの、彼は本当に楽しんでいた。確かに、私たちはつらいことを目にするだろうが、その報酬や代償、そして今、ここで患者に与えられる洞察をも目にするだろう。そして、私たちは、有り余るほどの本当の幸福と気楽ささえ目にする。

もしも教育が私たちの活動の最重要部分でなかったならば、理想的病棟の計画があっても、「目を覚ましている」という言葉の意味をすべて解釈することはできない。聖クリストファーが、すべての人々が私たちの経験から学び、私たちと共にいる患者から学べる場所になってほしい。しかし、これは、ベッドサイド教育の継続的要求により患者に負担をかけるということではない。それは、うまくいけば、あなたが、患者が楽しめるような形であなたの関心を患者に向けることができるということである。患者に起こっていることや患者が自らしていることの中に新しい目的があることを露わにすることもできる。確かに、患者のすべてが聖人というわけではない。事実は、いくらかがそうだということであり、私たちは、彼らがやって来るのをとても栄誉に感じ、助けられもする。中には、驚くほど荒れ狂う人もいる。そのいちいちを提示する紙幅はないが、それなりの対処が必要になる危機と言える。しかし、誰が最もよい死に方をしたなどと誰が言えるだろうか。ある人は、献身的人生を貫き最後の数週にそのピークを迎える。若い女性は何ヶ月も病棟をお祭り騒ぎに巻き込み、その費用については一切口にしない。老人は最後の十日間これまでとはうって変わって不平不満を止める。確かに、私たちは彼らから学び損ねるということはないし、そのうちのいくつかは、将来のスタッフにさえ驚きをもって学ばれるだろう。ここでの仕事は、くそ真面目なものではない。ただ、現実的なだけとでも言おうか。現実とは、シリアスでありながら陽気でおかしいものだ。結局、退屈などあり得ない。

そこにいること

「私と共に目を覚ましていなさい」とは、技術学習のすべて、つまり精神的苦悩と孤独を理解し、学んだことを皆に伝えていく試み以上のものである。それは、理解され得ない多くのことでもある。この言葉は、最初に語られたとき、「起きていることを理解すること」ではなかった。一方、それは「説明」ないし「痛みの軽減」という程のことでもなかった。たとえ私たちがいくら苦痛を軽減しようとも、患者が出来事に新しい意味を見出せるよういくら援助しようとも、私たちには、立ち止まらざるを得ず、実は無力なのだということを知る場所が必ずあるものだ。実際、もしもその時点で、その事態を忘れて見過ごすなら、とてもまずいことになる。もしも私たちがそれを覆い隠し、否認し、そして自分たちがいつも成功するのだと自らを欺いたなら、まずいのである。たとえ自分たちには絶対的に何もできないのだと感じたときでさえ、私たちはそこに留まる準備ができていなければならない。

「私と共に目を覚ましていなさい」は、結局、唯、「そこにいること」である。思い出すのは、「あの人たちは私をがっかりさせるようなことはなかった。ずっと来てくれるのです」と、人々が自分を本当に助けてくれたと言った患者である。彼女が「主は人々を私に届けてくださるのです」と言って、神が自分といかにして出会ったかを語ったことも記憶に蘇った。私が確信しているのは、聖クリストファーは、人々があなたがたをがっかりさせない場所であり、誠実さからくる安心と安全の感覚を提供できる場所になることを学ばなければならないということだ。

私たちが一つの現実的コミュニティになるべきだという要求は、上記のニードから特別に生まれてくるのだと思う。私たちは、お互いに信頼し合えるグループにならなければならないし、聖クリストファーは、人々がありのままに受け入れられて安全の中でリラックスできる良い家庭にみられる歓迎とホスピタリティを提供できる家庭のようなホームにならなければならない。

また、個人一人ひとりの貢献が重要であり、それがなされるときに誰が重要で誰はそうではないといったヒエラルキーがないことを誰もが知っている場所でなければならない。患者一人ひとりの多面的な問題が多職種のチームによって対処されるとき、その患者にとって何が一番重要で誰が最も大切かなどということがわかる者がいるであろうか？　それは、そのような場所では育まれるべき思いやりという当然の事柄なのであって、このように追い詰められた医療スタッフは、自分自身の責任によって圧倒されてはならない。

人類すべてのコミュニティ

結局、ここに私たちは、宗教的財団に最も求められるニードを見ることになる。忘れてはならないのは、私たちが、全教会というより大きなコミュニティの一部であり、聖者のコミュニオンすべての一部であり、実際に全人類というコミュニティの一部であるということだ。それゆえ、聖クリストファーは全キリスト教派であり無宗派なのである。私たちは、あらゆる宗派のあらゆる立場の人々を受け入れ、私たち自身も特定の宗派や特定の立場はない。私たちは、神が訪れる道は一つしかないと強調するのではなく、多くの道を通って神は訪れると考える。

「私と共に目を覚ましていなさい」という同じ言葉であっても、私たちがキリストは患者と目を覚ましている人の双方に存在するという気づきをいくらかでも得るまでは、その意味を理解し始めてはいないことも思い出させる。すべての苦悩する者への神のオープンさを私たちが思い出すのは、人々がそれをここで認識するかしないかにかかわらず、それがいつでも真実だからである。私たちが共に目を覚ましているとき、私たちは神がここにいたこと、そして神はまだここにいて、そして神の存在が救いなのだということを知っている。

古い真実を再解釈する

いずれつらい時期が訪れることを否認していては、終末期患者を援助することにはならない。もしも死の後に復活が続かないと考え、生命の不滅や「継続」を曖昧にしておくならば、死について本当に考えていることにはならない。再生が続く死というものは、信仰が生まれたときから、人の宗教にあった中心的なテーマである。キリスト教徒にとっては、これは最終結論であって、キリスト自身によって真実とされたことである。聖クリストファーでは、あらゆる方法においてこのメッセージが提示されることが、とても大切である。なぜなら、今日の英国に暮らす大多数の人々にとって、これはほとんど意味をなしていないからである。ジェフリー・ゴアラー（Geoffrey Gorer）の研究「今日の英国における死、悲嘆、および喪（Death, grief and mourning in contemporary Britain）」において悲しいほどにあきらかにされたことだが、死後の復活は、聖クリストファーに来るすべての人々、患者、その家族、そしてすべてのビジターに対して適切な言葉で再解釈されなければならない真実である。私たちが「新しい神学」を作るのに貢献できるかもしれないのは、私たちが今日、人々に出会うこと、つまり、真実と神を見ることで、それをとてもシンプルに学んでいるからである。

象徴と宗教的儀式を通して

キリストは、私たちが学ぶ技術のすべてに、そしてあらゆる象徴や宗教的儀式の中に存在するだろう。そこには、一杯の冷たい水による聖餐も、弟子の足の清拭も含まれる。これらのすべてが、患者への神の愛について当人に静かに語りかけるだろう。聖クリストファーの建築設計や内部装飾も、建築家によって長く考えられ、素晴らしい洞察と想像力でもって設計された以上、同じように静かに語りかけるだろう。とりわけ、それはチャペルの設計と、私たちと信仰を同じくする芸術家によって特別に創造された絵画や十字架のキリスト像、彫刻などにおいて、あきらかだと思う。私たちのメッセージが異なる形で示されていることが、とても大切である。患者が、話をするのがつらくなったときでも、目に映る物によっていかに受容されているかを私は繰り返し見てきた。往々にして、ほとんど言葉にならないことが大切であるのは、言葉にすることで本当のメッセージがあまりに容易に遮断されてしまうからである。

人々とのコミュニケーションのほとんどは、言葉によらないものであるが、これは重い病いにある者とのコミュニケーションにおいては特にそうである。入院直後に「また安心できて素晴らしいわ」と言う患者は、ここにある雰囲気と出会っているのだ。それは、彼女が受ける看護や薬物および緩和と同様に、彼女が横になって眺める物との出会いである。安心という雰囲気全般において、彼女は自分自身の鍵を見つけ、自分自身の出会いを知る。患者は、これまでの人生においてずっと言われていたことをはじめて聴き取ることができるようになる。彼女はそれまで、現実的関心を向ける時間が全くなかったのである。

私は、聖ジョゼフで何度も何度も、患者が横になって絵や十字架を眺め、いかにそれらが患者に語りかけるかに心を動かされてきた。そのようなものは、真実を現在の世界という文脈において解釈する芸術家によって、今創造された作品であることが、大切だ。私にとって特に喜ばしいのは、聖クリストファーにおける芸術の強調が、ポーランドとの結びつきを再度私たちにもたらすことである。このつながりは、当初から存在していたものの、何度も強化されたのである。

「私の鞄は用意できた……」

私たちの誰もが、ヨハネ・ローマ法王の言葉を覚えていると思う。「私の鞄は用意できたから、いつでも穏やかな気持ちで旅立つことができる」。私たちのところにやって来る患者すべてに私たちがこうなればと祈ることである。患者の一部は、既に病んでおり、衰弱し、孤独ないし絶望しており、私たちは今、祈るばかりである。中には忙しく、苦難に思いを馳せる余裕のない者もいる。たぶん苦難の中でのみ、患者は人生の残り全部の意味を見つけようとする。私たちは、彼らが鞄に正しい物を詰め、大切な物で満たし、彼らの必要とする物を入れることができるようになれば、と祈るべきだと思う。ここにいる間に、彼らは人生のこの最後の時期に、自らの和解、成就、そして意味を見つけるだろう。

……沈黙すること、聴くこと、そこにいること

「私たちと共に目を覚ましていなさい」という言葉の中に、私たちが計画している仕事に要求されるものを要約しようと試みてきた。聖クリストファーのための最も大切な基礎は、共に目を覚ましている中で私たちが学べるという希望である。痛みや苦痛から患者をいかに解放するか、いかにして患者を理解し、がっかりさせないかということだけでなく、いかに沈黙し、いかに話を聴き、そしていかに唯、そこにいるのかということを学ぶのである。これを学ぶとき、私たちは、本当の仕事はまったく私たちがするのではないことも学ぶ。私たちは自分自身である以上のものを築き上げている。これを覚えていようとする限り、仕事が真により大きな神の栄光に向かうことは理解できるだろう。

＊訳注

タイトルからは宗教的話題かと腰が引けるが、存在論的傾聴のことである。医療者の存在がホスピルという建物にまでシームレスに広がるというのはなんとも偉大なイメージではないだろうか。

＊1　本稿は、一九六五年の聖クリストファー・ホスピス年次大会での講演を記録したものである。聖クリストファー・ホスピスの建物が完成したのは、一九六七年七月なので、このようなミーティングが開設前からずっともたれてきたことがわかる。

＊2　Watch with me.：シシリーは、たびたび"Watch with me"を引用するが、これは新約聖書「マタイによる福音書」に記された「ゲッセマネで祈る」26: 36-46からである。

それから、イエスは弟子たちと一緒にゲッセマネという所に来て、「わたしが向こうへ行って祈っている間、ここに座っていなさい」と言われた。ペトロおよびゼベダイの子二人を伴われたが、そのとき、悲しみもだえ始められた。そして、彼らに言われた。「わたしは死ぬばかりに悲しい。ここを離れず、わたしと共に目を覚ましていなさい。」少し進んで行って、うつ伏せになり、祈って言われた。「父よ、できることならこの杯をわたしから過ぎ去らせてください。しかし、わたしの願いどおりではなく、御心のままに。」それから、弟子たちのところへ戻って御覧になると、彼らは眠っていたので、ペトロに言われた。「あなたがたはこのように、わずか一時もわたしと共に目を覚ましていられなかったのか。誘惑に陥らぬよう、目を覚まして祈っていなさい。心は燃えても、肉体は弱い。」さらに、二度目に向こうへ行って祈られた。「父よ、わたしが飲まないかぎりこの杯が過ぎ去らないのでしたら、あなたの御心が行われますように。」再び戻って御覧になると、弟子たちは眠っていた。ひどく眠かったのである。そこで、彼らを離れ、また向こうへ行って、三度目も同じ言葉で祈られた。それから、弟子たちのところに戻って来て言われた。「あなたがたはまだ眠っている。休んでいる。時が近づいた。人の子は罪人たちの手に引き渡される。立て、行こう。見よ、わたしを裏切る者が来た。」

（新共同訳（新）53-54 頁）

バッハの『マタイ受難曲』は、正にこの部分を収録した「マタイによる福音書」二十六章と二十七章のイエスの受難を題材にしている。「ゲッセマネの苦しみ」は第一部後半にある。現在、以下のホームページでシシリーの〝Watch with Me〟は、オープンアクセスとなっている。
http://endoflifestudies.academicblogs.co.uk/open-access-to-watch-with-me-by-cicely-saunders/
シシリーが求めることになるスピリチュアリティはいかなる宗派、そして宗教であること自体にもとらわれないものであったが、この言葉は、たとえば大乗仏教にも容易に見出すことができる。

> その修行である六波羅蜜にある禅定と智慧とを、「心の安定」と「心の覚醒」というように言い替えることができると思っています。というのも、釈尊のみ教えを記録した書で、最古の層に位置すると思われるもの（『スッタニパータ』など）を読んでみますと、釈尊はしばしば欲望を制し、心を安定させよと説かれているのです。そこでは、心の安定は、さまざまな欲望を制御するところにもたらされることを教えてくれます。と同時に、よく気をつけていなさい、よく目覚めていなさい、と時にふれ、注意されているのを見ることができます。つまり、眠ることなく、弛緩することなく、注意を持続しなさい、心を覚醒させていなさい、というのです。
>
> （竹村牧男 2003『大乗仏教学入門』佼成出版社　124-125頁）

*3　Pole：アントーニ・ミチュニヴィッチのことであろう。そして、彼女にとって、三番目に出会ったポーランド人が、夫のマリアンである。彼は画家であり、124頁で描写されている。

第13章 書評『死とのであい』

Saunders, C. (1967) Dying. A book review. Nursing Times (28 July), p.990.

「死にゆく人を援助するためには、私たちはもっと知らなければならないことがある」『Nursing Times』の編集長が、一九五九年に死にゆく人のケアについての連載論考を依頼したとき、それは、ずっとないがしろにされてきた主題であった。ウォーチェスターの『高齢者、死にゆく人、そして故人のケア（The Care of the Aged, the Dying, and the Dead）』（Worcester, 1935）だけが、有名な例外として、幸いにも増刷が続いている。

それ以来、ものごとは変わり始めた。死はもはやタブーではなくなり、心理学者や社会学者によるさまざまな研究がなされ、適切なことにOmegaと呼ばれるニューズレターは最初の一年で五百部以上が流布することになった。死に関する新しい研究は、新聞の日曜版でも登場することになった。

しかし、客観的で事実に基づく研究は、以前とほとんど変わらず稀なものである。一九六三年にヒントン教授が「死にゆく人の身体的および精神的苦痛（The Physical and Mental Distress of the Dying）」（Hinton, 1963）と題する論考を刊行した。それは初めて、そしてこれまでのところ唯一、対照群患者の中で終末期疾患の特徴を研究したものである。調査は、ロンドンの教育病院の病棟で行われた。ヒントン教授は、六ヶ月以内に亡くなると思われる患者一〇二名の一群と、同じ病棟において彼らに「一致する」よう選択された患者を訪問した。教授は彼らに週に一度面接し、彼らの身体的苦痛と不快さを観察し、彼らの病いについてのコメントや彼らが話題にすることなら何であれ傾聴した。

がんで死ぬこと

彼がいかにそれを行ったか（そして、それ自体がいかに治療的であったのか）は、彼が患者についてどのように書くかによって露わになっている。彼は、患者の自らの余命に関する気づきについて彼が知り得た会話をいくつか例示している。彼は、がんでゆっくり死んでいく老人がいて、スタッフもそれを確信しているのに、本人は自分の状況をまるでわかっていないと記述している。……「ある時、私は彼のベッドに腰かけ、そして彼は、新聞にでている劇的な事件や悲劇を読んでは論評をくわえ、私との会話を続けていたが、やにわに、家を出て再入院した時のことを話しはじめた。こんなになった俺をみたことがないもんだからさ、うちの奴、すっかりあわててね。だから、お前、誰だっていつかはおさらばするんだよ、と言ってやったんだ。いい暮らしをしたし、思い残すこともないやね。ところが、ここに出ている、殺された二組の新婚夫婦だけどさ。こいつらこそ可愛そうじゃないの。俺じゃない。俺はいいんだ。そう言って、彼は老人年金に関するコラムへと話をそらせた」（Hinton, 1963／邦訳 98-99 頁）[*1]。

本書は読み易く、しばしば当意即妙なスタイルで書かれているが、読後は気を重くすると同時に、私たちの勇気と同様に独りよがりに対して挑戦的でもある。「死について考えることを避け続けていると、否定しがたい状況で死に直面した時には、苦しみはさらに深まるだろう」（同邦訳 13 頁）。ヒントン教授は、自らの論点を証明すると共に、私たちがどこから始めるべきかを私たちに示すことで援助を差し向ける。私たちは、死にゆく人々に唯、耳を傾けるべきなのだ。彼らのケアのほとんどは、個々それぞれに合わせたものでなければならず、患者と看護師の間の相互作用から育たなければならないのだが、私たちは、その状況に自らを合わせるだけの能力が不足するばかりに、患者が本当に必要としているコミュニケーションを軽率にも阻止してしまう。このような研究と考察のおかげで、私たちは以前ほど脅威を感じなくなり、この領域で目立って欠けていた事実が提供されることで、私たちの直観は研ぎすまされることになる。

医師の前提

看護師は往々にして、患者には病いの知識はないという医師からしばしば抱かされている前提を深く気にかけている。本研究は、死にゆく人のほとんどは、彼らが訊ねたり言われたりしなくても、その事実の理解に至っていること、そしてそれについて彼らが話し合うことをいかに喜ぶかという私たち自身による発見を確認している。患者の大多数は、その仕方はさまざまであるもののヒントン教授に死にゆくことの可能性について語り、いかにもしばしば彼らはそれについて話すことを望んでいた。率直に言われた患者はほとんどないわけだから、彼らは他の方法（多くの患者がどこでもやっているような）によって死について知ったのである。患者は医師が言ったことしか知らないと想像している医師は、勘違いをしているのである。

延命の問題と安楽死の問題についても役立つアプローチが示されている。ヒントン教授の「安楽死をめぐる主な議論が、多くの患者の不当な苦しみをもたらす原因として、末期における完全看護の準備とその補給の不足をあげるならば、恐ろしい告発となるのではなかろうか」（同邦訳 153-154頁）という判断は、彼の知見に基づいている。たいてい、「私たちの大多数は、数日ないし数週、特別なケアを要する終末期の病いを患う可能性が高く、一般に、看護が特別なものでない限り、病院で死を迎える患者の約五分の一は、かなりの期間、身体的不快感で、ある程度は悩まなければならないと言えよう」(同邦訳 71 頁)。

ヒントン教授は、患者に対する医療者の宗教的信仰によってもたらされる援助について考察した。彼によれば、信仰に篤く教会に定期的に通う人々は最も不安を免れているが、それは全体の五分の一に過ぎない。興味深いことに、彼らの次に平静を得ている集団は、自分には信仰はないと気さくに語る人々であり、全体の四分の一を占めた。そして、最も不安を募らせたのは、熱意に欠ける信者であった。ヒントン教授は、性格因子も関連しているだろうと指摘している。

「死に対する時の態度」、「死ぬということ」、「死を迎えた人の看護」、そして「死への悼み」という本書の各章は、看護師に教育すべきものを含んでいる。たぶん最も重要なのは、「自覚と否認・苦闘と受容」における記述である。ヒントン教授が伝えているのは、死ぬということを穏やかにかつ前向きに受け入れる患者によってまわりの人々が安心することに関連している。その中の一例では、短いながら、死にゆく人のための真実の看護ケアが描かれている。最近、やもめ暮らしになった男性は死を間近にして、自分はそのことを知っているのだと病棟看護師に語ったという。「彼は、酸素吸入はもう必要ないと言い、彼女に、しばらく傍にいてくれるようにと頼んだ。彼は、傍に座った彼女の手を取りつつ意識を失い、その後ほどなく死を迎えた」(同邦訳 106 頁)。

四人に一人

ヒントン教授によれば、患者のおよそ四人に一人が、その程度の受容と前向きな平静を示していた。確かに、すべての病棟において、看護学生が、患者の側のそのような達成を見るよう援助され、それをあるがままに理解できるのは、得難い機会ではなかろうか？　一度でもそのような死を目の当たりにすれば、死はもはやネガティヴなものでも、恐ろしいものでも、さらに最後的なものでもなくなる。私たちが、死にゆく人の援助の仕方であるとか、それに自分自身をどのように適応させるかということを学ぶのは、死にゆく人その人からなのである。

死は生命に属し、死にゆく人は私たちの一人である。本書は、このことを前面に押し出すのに役立つ。私たちは、このような書物を客観的に、かつ十分な温かさと理解でもって記したヒントン教授に最大の感謝を捧げるべきであろう。

▼文献▲

Hinton, J. (1963) The Physical and Mental Distress of the Dying. Quart. J. Med., 32, 1.
Worcester, A. (1935) The Care of the Aged, the Dying, and the Dead. Blackwell, Oxford, 1961.

＊訳注

一九六七年七月二十八日の刊行なので、聖クリストファー開設直後ということになる。シシリー、四十九歳。この書評を読んだナースのどのくらいの人が『死とのであい』を読んだのだろう。驚くべきことに本書には邦訳がある。一九七九年といえば、まだ日本にホスピスはない時代だ。秋山さと子さんはユング派の書物の訳者として名前を知る限りだが、その先見の明に脱帽する。訳者あとがきを読むと、その来し方と無縁ではないことがわかる。自らの体験からくる良書のすすめは素敵だ。本書の読者もすぐに古書を入手されたい。

＊1　Hinton, J. (1967) Dying. Penguin Books（秋山さと子・定方昭夫（訳）1979『死とのであい』三共出版）

解説

Cicely Saunders

解説❶ ナラティブ・メディスンとシシリー・ソンダース

臨床活動の新奇で画期的な試みと言われるものでも、先達においてその萌芽がはっきりと見てとれることも多い。それは、よい治療とまずい治療、そしてそのあいだに広がる大方のそれなりの治療というものが結果として生じる活動ではあっても、よい治療のエッセンスというものがさほど限られたものでもないからであろうか。本論では、シシリー・ソンダースの活動に見てとれるナラティブ・メディスンの要素を抽出してみようと思う。

I ナラティブ・メディスンとは

ナラティブ・メディスン（Narrative Medicine）は、一九七〇年代にアメリカ合衆国の医学部教員に文学者が採用され出し、一九八二年にはジョーンズ・ホプキンス大学出版局から〝Literature and Medicine〟なる専門誌が刊行されたことに端を発する医学教育ムーヴメントである。その第一号に寄稿している児童精神科医で作家でもあるロバート・コールズなどは、師であるウィリアム・カーロス・ウィリアムズと並んで、その生きたモデルと言えるのではないだろうか？　もちろん、モノを書く医師は多く、彼らはすべてこのムーヴメントの「ケース」と考えてよいだろう。文学はどのように医学に貢献できるのかという問題提起実践である。

ナラティブ・メディスン（以下、ＮＭ）とは、「病いに関する科学的理解を増大させるためにナラティブ・アプローチを援用する医学的接近法」のことだという（Charon, 2005）。ＮＭの実践者たちは、医学生／医療従事者の病いの経験をよりよく理解する、つまり「病いの物語を認識し、吸収し、解釈し、それに心動かされて行動する」（Charon, 2006／邦訳 vii 頁）ために必要とされる物語能力が高まるよう働きかける。社会構成主義を経た目からすれば、（一昔前のリジリアンス理解のような）個人特性のごとき概念化には少し腰が引けるものの、これまで医療従事者の能力がこのような形で問題提起されてこなかったのは事実である。シャロンによれば、臨床家が「物語能力」を持っていれば、「注意深く聴き……見知らぬ視点を採用し、相手のストーリーの筋立てを追いつつ、人々の動機や経験について好奇心を抱きながら、ストーリーの不確かさに耐えるための」（Charon, 2005）微妙な差違を嗅ぎ分ける力を持つことができる。二〇一一年の日本語版『ナラティブ・メディスン』への序では、もっとわかりやすい。「チーム医療の結束力を増強し、チームメンバー間の透明性を高め、個々の患者についての臨床知識を増し、反省的な実践を促進する」（v 頁）。「その予想外の副産物として、私たちの仕事への歓びを高め、今日の医療実践に頻繁に見られる燃え尽きや疲労を減少させ、癒しの実践のための大きな資源としての自己を利用可能にする」（vi 頁）と思われる。シャロンたちは、医学生や臨床家がこの決定的に重要な物語能力を獲得できるよう、「読む」「書く」「書いたものを共有する」を教育の三本柱としているので、順に検討していきたい。

Ⅱ　読む

NMは、読む行為と癒す行為とのあいだの並行性を強調している。良い読者が良い医者になるという前提である。「小説の決定的で他に代え難い意義は、読者に物語られた形の現実を認識させて、人が人生の断片から練り上げた筋書き以外に意味というものはなく、人は自分の筋書きを選ばねばならないということを最も基本的な形で理解させることである」（Charon, 2004／邦訳18頁）。

シャロンらの具体的目標は、患者の話の物語的特徴（時間性、個別性、因果性／偶有性、間主観性、倫理性）に医学生や臨床家の注意を向けることである。そのために、「精読ドリル[*1]」というものが用意されている。それに従えば、枠組み、形式、時間、プロット、そして（作家、および読者の）欲求を漏れなく把握し、上記の特徴をあきらかにできるというわけだ。

シシリーの読むという作業ないし自己訓練は、シャロンのように体系的なものではない。端的に言えば、彼女の論考における文学作品ないし聖書の引用句を、その論述内容と照らし合わせるとき、その一節が持つ実に深い意味が、逆に、彼女の読む作業を照射することになる。第四節「書いたものを共有する」でも後述することになるが、読者は、彼女と同じレベルでそれらの文学作品や聖書を読み込むことが要求されるわけである。そこには、あきらかにコミュニティ感覚がある。ちなみに、彼女は、看護師、ソーシャルワーカー、そして医師というトリプルライセンスを持つキャリアからも想像されるように、幅広い読者層を抱えている。彼女の読みを具体的に示すために、二つの詩と聖書の引用例を提示することにしたい。

1　T・S・エリオット『四つの四重奏曲』

シシリーは、「死ぬための場所」(Saunders, 1973-1974)と題する論考において、上記の詩集からいくつか引用しているのだが、まず、この論文について多少解説しておこう。これは、聖クリストファー開設六年目、シシリー五十五歳のときのものであり、同一誌上でキューブラー・ロスの論考[*2]と並んだところが、まずもって興味深い。キューブラー・ロス(Kübler-Ross, E. 1926-2004)は、死にゆく人の心理を記述した著名な精神科医。父親から医師になることを反対されて、まず検査技師になり、三十一歳でチューリッヒ大学医学部を卒業した。その著書『死ぬ瞬間(On Death and Dying)』は、聖書よりも多くの国の言葉に翻訳されたと言われるほどに高く評価されたが、近年、その段階説は批判を受けるようになった。たとえば、ヘッキによれば、彼女のテクストの背景にはフロイトの抑圧仮説があり、心理的健康は建設的な感情表現によって生産されると仮定されており、人々の語りが、彼らの社会的世界のドミナントな言説に影響されているという発想に欠けている(Hedtke & Winslade, 2004)。まあそうはいえ、一九七〇年代前半、この二人は時の人であった。シシリーの書簡集には、キューブラー・ロス宛の七本の手紙が収録されているが、そこでシシリーは同じ年に医師になった(八歳年下の)キューブラー・ロスに絶えず敬意を表している。手紙は、一九六六年三月二十九日に始まり、一九七五年三月六日まで続くのだが、一九六六年四月の二人の出会いをセッティングしたのは、当時、ハーバードで働いていた精神科医コリン・マレイ・パークスであった。彼はその後、聖クリストファーの非常勤になる。一方、キューブラー・ロスには十五冊もの邦訳書(しかも元アイドル歌手まで訳者として参入)

があるのに、シシリーは伝記と共著一冊、そして最近ようやく復刊の編集本が一冊だけというのは、二人のその後の人生展開の隔たりと合わせて考えると、実に興味深い。

さて、この論考は冒頭、以下のように始まり、その後にデイヴィッド・タスマのエピソードが語られる。

> 聖クリストファーホスピスは、ロンドン南東部にある小さなホスピスだが、事実上、疼痛コントロールを専門にする医学財団であり、その研究範囲は著作および教育において多岐にわたる。患者が中心メンバーの共同体でもあり、人々ができる限りの誠実さを心がけて共に生きようとする場所である。偉大な人間的必要性が求められる領域におけるイエスの仕事である。そこでは、創造性によって喪失は絶えず克服され、引き続く別れが最上の表現を得る。

> ご無事で、とは言わぬ、
> 進め、航海者よ。
> （T・S・エリオット『四つの四重奏曲』／森山訳）164頁）

T・S・エリオット（T. S. Eliot）は一八八八年にミズーリ州セントルイスで生まれ、一九二七年にイギリスに帰化した詩人、劇作家で、文学評論家でもある。第一次世界大戦後の荒廃した世界と救済の予兆を描いたとされる『荒地（The Waste Land）』が代表作で、一九四八年ノーベル文学賞を受賞。一九六五年七十六歳で死去。

『四つの四重奏曲(Four Quartets)』は、一九三五年から一九四二年にかけて書かれた'Burnt Norton,' 'East Coker,' 'The Dry Salvages,' 'Little Gidding'をあとで一つにまとめたものであるが、そのテーマは、森山によれば、「時間と非時間が人間の生に対して持つ意義」である。「時間の中で生活しながら非時間（永遠）に接することを願い、果たし、そして時間の世界のみならず非時間の世界をも視野に収めながら、現実を新しい気概をもって生きてゆく決意をうたっている」。これは正に、聖クリストファーを開設したばかりのシシリーにとって、その決意を代弁するものであろうし、患者との一期一会において永遠を見ようとする気概を示すのに、うってつけの一節ということになろう。

　引用された一節"…not fare well, / But fare forward, voyages."は、ザ・ドライ・サルヴェイジズの第Ⅲ楽章の最終行にある。ザ・ドライ・サルヴェイジズはマサチューセッツ州北東部アン岬の沖合にある岩礁群の名前Les trios sauvages（the three savages）に由来。エリオット家の先祖はイースト・コウカーからこのあたりに移住した。[*3]この先祖ゆかりの地をエリオットは毎年避暑に訪れていた。Fare forwardは古めかしい言い方であるが、これはクリシュナ[*4]の言葉（の訳）を借用したからである。この「進め」という掛け声は重要な語句で、第Ⅲ楽章の中心思想だという。[*5]

　次に、二つ目の引用とそれに続く本文に目を向けよう。

> ただ、試行をつづけて来たからこそ
> 辛うじて闇の力に破れないでいる。
> （T・S・エリオット『四つの四重奏曲』／森山（訳）166頁）

もしも私たちにケアを続けるつもりがあり、人間関係や専門技術というテクニックに逃げ込むことを良しとしないのならば、私たちは、援助を試みるときに自分たちがひとりではないことを知る必要がある。人々との労多き仕事において、犠牲が多いことに自分自身を差し出すことは、ある種の共同体においてしか安全になし得ない。患者や家族への関心を共有し合うことで、日々の大きなニーズを満たす上での至らなさに圧倒されずに済み、自分しかその患者を援助できないのだと決めつけたり（あるいは満足）せずに済むことが、いつも重要であるように思われる。

"Who are only undefeated/ Because we have gone on trying."も、ザ・ドライ・サルヴェイジズからの引用で、第V楽章にある。森山によると、「われわれ大多数の凡俗な者でも、何とか闇の力に負けることなくやって来られたのは、自分なりに精いっぱい励んで来たからだ」（112頁）という気持ちだ。これは、引用に続く、ホスピスでのバーンアウト対策へと見事に接続している。多職種ないしチーム医療の目的は、医療のレベルアップと考えられがちだが、それよりもバーンアウトに抵抗するために必要な連帯であることが、喝破されている。

最終節では、あるエピソードが、三たび、エリオットによって締めくくられる。

パーティーはホスピスでの生活には欠かせない大切なものだが、私たちがスピリチュアルな冒険における試みについて何か語ろうとするとき、当然ながら思い出されるものである。ある日、ひとりの男性が、自分の写ったホスピスでのクリスマスパーティーの写真を見せられた。そして彼はその写真代を払おうとした。私はそれを彼にプレゼントしたかった。実際、私たちふたりは、何かを与えたいと欲していたが、何かを受け取ることは願っていなかったわけである。私は片手を差し延べて、こう言った。「人生は、何かを受け取ることを学ぶことだと思いますよ」。すると彼は両手を差し出して、手のひらで私の手を包み、こう言った。「人生というのは、四つの手が同時に差し出されることですよ」。

このように互いに何かを与え合うことは、私たちがイエスの人生を今ここで経験する方法かもしれない。この仕事においてしばしば私たちに近づいている。なぜなら、弱者と死者のための場所は、彼自身の選んだ道だからである。和解と新しい人生がチラリと見えることは、私たちが繰り返し目の当たりにすることだが、確かに神の復活であり、私たちのためにもう一度実現されたものである。「ぼくの終わりの中にぼくのはじまりがある」。

"In my end is my beginning."をシシリーは、T・S・エリオットの『四つの四重奏曲』からの引用としているが、それは誤植ないしシシリーの記憶違いである。そのイースト・コウカー第I楽章冒頭にあるのは、「In my beginning is my end.（ぼくの始まりの中にぼくの終わりがある）」（森山（訳）166頁）である。イースト・コウカーはイングランド、サマセット州イェオヴィルの近くの村落。エリオット家が十七世紀中頃まで住んでいた所である。[*6] T・S・エリオットは一九三七年八月にこの村を訪れ、遠い先祖の暮らしを偲んだ。詩East Cokerは、祖先ゆかりの地を訪れたエリオットが、歴史の重みをしみじみと噛み締め、人生の意義について宗教的次元から瞑想し、組織したものである。上記の一節は、始まりとか終わりと言っても、人格的時間論においては、相互に浸透し合う性質を持っていることを述べているという。この人格的時間論とは、「過去は現在の中に生き、現在はやがて未来に続いてその中で生きる、こう考えれば、三つの時は互いに包含しあい、われわれは常に過去や未来に接することが出来る。もしも三種類の時間が互いに他を包含しあうもので、従って常にあらゆる時が今あるなら、過ぎ去ったありし日の体験を何とかして今に呼び戻し、そこから何かを学び取り、今後の人生への教訓としよう、というような特別の努力はしなくてもいいことになる」（森山（訳）38頁）。

尚、エリオットは、エリザベス女王に処刑されたメアリー・スチュアートの玉座の椅子に刺繍されていた座右の銘"In ma fin est mon commencement."（In my end is my beginning.）をパロディ化したというのが定説だそうだ。ちなみに、彼の遺体はEast Cokerの中心を成す古い教会の一隅に納められ、プレートの上側には'In my beginning is my end.'とあり、下側には'In my end is my beginning.'とある。シシリーが誤って記憶したとしても無理はない。三つの時制は重層している以上、どちらも正しいわけである。

このような時間論的一節が引用されることで、前半の空間論的な授受に時間が加味され、弱者と死者のための場所では、どのどちらもが一方向的な意味を失うことが明示されている。大方の医療者にとって、詩はさほどなじみのあるものでもなく、いきなり読まされてもチンプンカンプンということになりかねないが、解説書などを引けば、上記のことくらいは判明するものである。そして、その内容は、いかにもシシリーが読者と共有したいと考えたものに思える。つまり、シシリーは、日頃の自らの読書において絶えず緩和ケアというものに引き付けて読み込んでいたのではないかと思われるのである。それは、何を彼女にもたらしたのであろうか？

2　ブレイク「永遠」

この論考には、もう一人の詩人が引用されている。ウィリアム・ブレイク（William Blake）である。まず、その前後の文も一緒に提示してみよう。

聖クリストファーにおける大方のコミュニケーションは一見表面的に見えるだろう。見学の学生たちはまず、差し入れ便器だとかベッドバスでの介助や実践的ケアにあまりに時間を割かれるために、想像していたホスピス体験とは異なり、腰を据えて長く会話ができないと感じる。すべての職種のスタッフは、毎日の実践、管理、そして面会者の相手をすることにプレッシャーを感じている。誰もが「あまりに忙しい」のである。しかし、それらはすべてこなさなければならないことである。緩和ケア（Palliative Care）と終末期ケア（Terminal Care）には、治癒を目指す治療と同様、多くの活動が要求される。「現存（Presence）」の静かさの探求、誰かをじっと待っていることで、時に圧倒されることだろう。しかし、現存は、予期せぬ瞬間に訪れる贈り物であり、実にしばしば、からだのニーズが実際的に満たされるときに訪れる。

よろこびを　わが身に縛りつけて離さぬやからは
天がける生命を　死滅させるが
飛ぶ一瞬のよろこびに　口づけするものは
永遠の日の昇りに住む

（ブレイク「永遠」／寿岳（訳）113頁）

ここは絶え間ない学習が必要な領域であり、おそらくスタッフメンバーにとって、互いに話を聴く時間を見つけることが最大のニーズである。しかし、ホスピスは、患者の問題についての苦悩を理解する要請がしばしば大きいが故に、私たちが周囲に容易に打ち立てるバリアが最終的に壊される場所である。死にゆく人、完全に誰かに頼らねばならない人は、怒りや自己憐憫において自らを閉ざさない限り、他者のバリアを壊す大きな力を持っている。そのような人々との出会いに馴れていない人たちは、彼らが自らの困難と緊張に対してしばしばいかにポジティヴでクリエイティヴな反応を維持しているかに驚くのである。

ブレイクは、イギリスのロマン派を代表する幻視的詩人である。一七五七年ロンドン生まれ。父親は靴下を製造する職人。十歳でバーズ画塾に入り、十四歳で彫版師バザイアの弟子となる。その後、書物や雑誌の挿絵を彫版して生計を立てる。一七八二年に「おそらくは記憶に残る中で最も完全な妻」と知人から称されたカサリンと結婚し六十九歳で死去するまで仲睦まじく暮らす。子どもはいなかった。引用された「永遠」は、ピカリング草稿に含まれる生前未発表の短い詩である。聖と俗の鮮やかな対比により、スピリチュアリティの大切さを描いている。ブレイクは、詩人としての名声を得ることはなく、貧しい中で死んでいくのだが、最後の瞬間はブレイクの宗教性を想像するに余りあるものだ。

……その絵に手を加え終わってから、彼は叫んだ。「これでよい、わたしはわたしの力にできるだけのことをやった！　今まで描いた中では、これが一番よくできた。きっとテイサム君にも気に入るだろう。」彼は突然、その絵をのけて言った。「ケイトや、おまえはよい妻であってくれた。おまえの肖像をかいてあげよう。」カサリンが寝床近く腰かけたとき、写生ではないけれども、画筆のあとがいかにも美しく表現された一枚の絵を、彼は作った。一時間ほども描き続けてから、彼はその絵を下に投げ、ハレルヤを、喜びと勝利の歌を、歌い始めたが、それはふしも詩句も二つながら、実に荘重なものであったと、ブレイク夫人は述べている。（同邦訳 317頁）

3　聖書

シシリーは七十一歳のとき「ホスピス　宗教と科学が出会う場所」（Saunders, 1989）と題する論考を執筆しているが、そこでは聖書を何カ所も引用している。前年一九八八年のスピリチュアルペインと題する論考において、一見、宗教性を削ぎ落とした観のある彼女が、翌年に改めて宗教と科学の接点を問い直したものである。英語では刊行されなかったのは、やはり聖クリストファーの超宗教、超宗派のイメージに配慮したからだろうか？このような彼女の戦略性は一九八七年創刊の専門誌"Palliative Medicine"にも反映されている。彼女は、緩和「医療」(palliative 'medicine')が、緩和「ケア」(palliative 'care')よりもタイトルとして適切だと考えたし、読者はホスピスで働く人々よりも広く取るべきだと感じていた (Saunders, C. (1987) What's in a name? Palliative Medicine, 1 (1) : 57-61.)。彼女は聖書を引用しつつ、コミュニケーションについて語る。

よいコミュニケーションは、終末期疾患における個人的成長のための必要条件のひとつである。「わたしたちは、互いに体の一部なの」（エフェソの信徒への手紙 4：25（新共同訳（新）357頁）だから、真実を話さなければならないというのは、キリスト教的洞察である。しかし、ここ何年かで私が学んだのは、患者が医師と話せない限り、つまり患者が医師に訊ねる準備ができたときに医師に質問し、（しばしばゆっくりとではあるが）注意深く真実の回答を受け取ることができなければ、患者は自らの現実的状況には直面しないということである。ホスピスであれ、中には、いま起こっていることに関する知識を否認したり隠す人がいる。それはまた、私たちが犯してはならない彼らの権利であり自由でもある。たいていの人はよりオープンに話したがるものだが、相手に敬意を払い傾聴する以外に一般原則というものはない。私たちがずっと聞いてきたことは、ないまぜになった感情であり心変わりであるが、それは、大切なことを整理したり、個人の価値感を見直したり、意味の探求につなげるものである。この領域で働いたことのない人は驚くかもしれないが、私たちはしばしば、怒り、罪悪感、そして恐怖といったスピリチュアルペインから、受容、平穏、そして継続的な個人的成長に至る旅の証人となる。ホスピスは、成長の場であり、スタッフの多くが自分自身の継続的な発見の旅に取り組むことで、ある雰囲気が生まれ、その中で他者は、自分自身の探求がより容易なものであることを発見する。その段階で進歩するにはあまりに病んでいるとか疲れ果てていると思われる人たちでも、しばしば、「すること」よりも「在ること」からなる真実の達成を人生のこの時期に成し遂げる。周囲の人々はそれを目撃する。結局、私たちは、福音の伝道（evangelism）に関心があるわけではなく、人々が自分たちと同じように考えることを願っているわけでもない。私たちは似ていない者同士（a community of the unlike）なのだ。異なる信仰、異なる宗派の出であり、人によっては、そのような取り組みと無縁な人さえいるのだから。私たちに共通しているのは、個人一人ひとりに対する関心だけである。議題はいつでも新しく、私たちの希望は、各人がその人なりにできるだけ深くものごとを考えることである。

先の聖書引用は、聖書を共有しない人々に向けての対応を考える上での枕詞になっており、（同じ信仰を共有しないが故に）コミュニケーションを洗練させなければならないと説く。さらに彼女はそこで、スピリチュアルな要素について、聖書からユングに至る引用を展開する。

ターミナルペインのスピリチュアルな要素が含むものを理解しようとする私自身の旅は、終始、なんらかのコミュニティの存在によって支えられてきた。尼僧たちの公式な秩序は、聖ジョゼフでの私の時間を構造化してくれたが、その背景には、非公式の友人グループがあって、患者やホスピス計画について議論すると同時に祈りを捧げてきた。「主を畏れ敬う者たちが互いに語り合った」（マラキ書 3: 16）（新共同訳（旧）1501 頁）。聖クリストファーでも開設以来それがあてはまるわけだが、私たちの多職種混合の学際的チームはあまりにしばしばあきらかに解決困難な社会的、心理的、そしてスピリチュアルな問題に直面してきた。そして、もしも私たちが安定した環境を提供できるならば、人々は往々にして自分なりの道を切り開くのを見てきた。これは、「わたしと共に目を覚ましていなさい」（マタイによる書 26: 38）（新共同訳（新）53 頁）を実践するスタッフにとって贅沢なものであった。彼女たちも自分の問いや痛みを抱えているのである。人間関係はミステリーの上をじりじりと進み、キリスト教的洞察は、ユング心理学とも共鳴する。「不快な感情の状態をとびこしたり抑圧したりするのではなく、底まで悩みぬくことだけがほんとうの解放への道だ」（Jung. 1959／秋山・野村（訳）189 頁）。

"Real liberation comes not from glossing over or repressing painful states of feeling but only from experiencing them to the full." というユングの言葉は、Archetypes and the collected unconsciousness, Vol. 9 に収録されており、引用部分は p.335 である。A study in the process of individuation の図8の直前である。友人の心理臨床家、山田勝氏はこう語る。

「ユングによれば、個人の心の真の基礎は無意識である。その無意識の内容を排除することによって、意識は無意識から派生し、成立している。それでも、無意識は自律的に機能しており、意識が本能などの無意識内容から離れすぎると、無意識は失われた平衡を取り戻すべく補償的に動く。すると、意識は不安や不快や苦痛を感じることになる。このとき、個人がその不快な感情をごまかしたり、抑圧したりするのではなく、じっくりと直面し体験することによってのみ、無意識と意識は再びその全体性を取り戻すことができる。こうした無意識と意識の相克と和解・結合という運動によって、個人の新しい意識状態が生まれることになる。この連続が、ユングの主張する人の成長過程（個性化の過程）である。そこには、一見不快であったり意味がないように思える自身の感情や体験に真摯に向き合う（目を覚ましている）ことで、個人の全体性が保たれ、人生が全うされるという思想があり、それがソンダースの人生観と響き合ったものと思われる。ちなみに、プロテスタントの牧師の子として生まれたユングだが、キリスト教では異端とされるグノーシス主義や、中世の錬金術、チベット仏教などを深く研究し、そこから得た知恵によってキリスト教的信条を越え、上記のような思想にたどり着いた。精神科医としてのユングの内面で、まさしく宗教と科学が出会ったのである」。

ユングはヨブについての論考を宗教界からは無視されたが、シシリーは宗教とユングの結びつきを支持している。

Ⅲ　書く

医学教育において「書く」という作業を課すのであれば、まずは症例報告ということになるわけだが、シャロンが実際に医学部三年生向けの課題とする文章作成は、「パラレル・チャート」と呼ばれている（Charon, 2006／邦訳 223-254 頁）。そこでは、以下のような教示が与えられる。

毎日、皆さんは受け持ち患者のカルテを書きます。そこに何を書くべきか、どんな形式で書き込むべきか、正確に分かっています。患者の主訴、身体診察の結果、検査所見、上級医師の意見、治療計画などです。たとえば、患者さんが前立腺がんで亡くなるとき、昨年の夏に同じ病気で他界した祖父のことを思い出して、訪室のたびに涙が出ても、それを病院のカルテに書くことはできません。私たちも、そうはさせないでしょう。それでも、そのことは、どこかに書かれる必要があります。それをパラレル・チャートに書くのです。

ここでは、医学生たちがもっと十分に、患者が常日頃、耐え忍んでいることを理解し、医療における彼ら自身の旅程を明示的に吟味できるようになることがゴールだという。つまり、この省察的記述は、医師のメンタルヘルスのためではなく、臨床訓練の一部なのである。記述は、特定の患者に向けられる。そこで最も長続きしている教訓の一つは、医師にとって自分自身が、患者のケアにおいてどれほど中心的なものであり、どれほど曝されることになるか、ということである。これに要する時間は一時間半であり、文書は一頁を超えないことが求められている。コピーは配布されない。指導者は、用紙に手書きのコメントを添えて、次回に学生に返し、それぞれの書き手と個人的な対話を始める。そこでの原則は以下の通りである。

「テクストを尊重する」
「それぞれの書き手の文体に注意して聞く」
「聞き手がテクストに応答するように促す」
「書かれたものをほめる」

シシリーは自らの臨床を症例を通して語り続けたし、それを論考に書きもしたわけだから、どれもがパラレル・チャートと言えなくもないのだが、詩が一つあるので、それを紹介しよう。

はじまり――デイヴィッド・タスマに捧ぐ

まだ四十で
遺していく人もなく、
何も成さない　善かれ悪しかれ
世の中に記憶されるほど。
一枚の葉が　川を流れ
二度と戻らぬ、
跡も残さず。

誰かが話を聴きにくる
だから話が湧いてくる。
思い出すのは　ワルシャワの子ども時代
ラビの祖父、
ベッドに僕を呼び寄せ
話をさせる　夜遅くまで
神の御業を探す。

何故だか、
その何年かで
僕は神の御心をすべて失くして
もちろん自分自身も見つからない。

多忙な病棟
そこで僕は　いのちを終える
でも友達がいる
あたまとこころを差し出す人。
開窓
そして、やさしく、父なる神が
僕を家に呼び寄せる。
ようやく今こそ　僕がはじまる。

だから僕は　窓を残す。
誰かがそこから見渡して
きっと見つける
自分自身のはじまりを？

これも「宗教と科学の出会う場所」という論考に収録されているのだが、ここでいう科学とは医学のことで、それを心理学とするなら、フランクルとラピーデの対話『人生の意味と神』(Frankl & Lapide. 2005／芝田・広岡（訳）2014) が参考になる。ラピーデは、イエスの発言「自分のいのちを救おうとする者はそれを失い、自分のいのちを失う者はそれを得る」(ルカによる福音書十七章三十三節)を「ラビたちの意味における幸福の道は、我を見ることから汝を探し求めることへ向かっており、この探し求めはもっと偉大な我々において頂点に達する」と翻案し、神学と心理学がここでお互いに手をさしのべあうことの証として、次の三行詩を紹介する。或る無名のシベリア抑留者が薬書に書いた経験詩である。

わたしは神を探し求めた。そうしたら神はご自身をわたしから遠ざけられた。／わたしはわたしの魂を探し求めた。そうしたら魂は見つからなかった。／わたしはわたしの兄弟を探し求めた。そうしたら三つとも見つかった。

(Frankl & Lapide. 2005／邦訳 60-61 頁)

奇しくもシシリーの詩はこれとあまりに似ている。この三行詩は、シシリーにとっても真実だったのではないか。そして、彼女はそれを書く中で、このことを発見したに違いない。

Ⅳ　書いたものを共有する

NMは臨床家にナラティブな書き方ばかりかそれを共有することを勧める。その典型例が「ナラティブ・オンコロジー」(小森・岸本 2014：小森 2015) の実践である。これは、二〇〇三年にコロンビア大学成人腫瘍病棟で始まった省察的記述の発表会形式の取り組みである。その病棟で、妊娠中の女性が脳腫瘍で亡くなり、その胎児も共に命を落とし、研修医がショックで医師を辞めることをほのめかしたのが発端であるという。血液腫瘍学担当のグウェン・ニコルスは、スタッフが感じている挫折感や苦悩に対して、シャロンの省察的記述が役立つかもしれないと持ちかけた（Charon, 2006／邦訳 319 頁）。

それは、スタッフの燃え尽きを防いだり、自分たちの仕事での挫折や悲しみに上手く対処したり、さまざまな専門職が集まるチームのメンバー内での同僚間のサポートを構築する活動で、一ヶ月に二回昼休みに自由参加形式で続けられている。参加者は患者について書いた詩や短い散文を持ち寄る。さまざまな分野から四人から二十人の人々が集まり、持参した文章を音読する。そして、文章のジャンル、物語的状況、言葉遣いや口述の内容が話し合われる。参加者は平等な者として結びつくという。

前節で紹介したシシリーの詩は、なんでもありのホスピス・ポエトリー・ワークショップへの一篇として書かれたものだと記されているが、ナラティブ・オンコロジーと同じ活動と思われる。そのエッセンスは、そのような集まりに限られず、論考をも超えて、テレビという媒体にまで拡大されていく。「なぜ私は死の床にテレビカメラを歓迎するのか」（Saunders, 1998）は論考タイトル通り、BBCテレビの制作スタッフ歓迎の論考である。冒頭、彼女のプライベートな記述で始まる。

> 私たちは死ぬことについて学ばなければならない。五十年のあいだ、私は、死にゆく人のケアに関わってきた。はじめは看護師として、ソーシャルワーカーとして、そして医師として。夫は三年前に、聖クリストファー・ホスピスで亡くなった。私が創立に尽力し、今でも働いている場所である。つまり、私は個人的体験を基にこれを書い

ているわけだ。

私にホスピス運動を始めさせたのも、個人的な体験だった。終戦直後、私は恋に落ちた。デイヴィッド・タスマはポーランド人であり、ユダヤ人で、がんで死ぬところだった。

当時のロンドンには、彼がやすらぎの中で平穏に死ぬ場所はどこにもなかった。彼が死ぬ前に、私たちはそのような場所の必要性について多くを語り合った。そして彼は、私に少しのお金と大切な言葉を残してくれたのである。「僕は君のホームの窓になるから」。

彼がホスピス運動を軌道に乗せる種トウモロコシだった。

何度も語り尽くされた感のあるデイヴィッド・タスマのエピソードであるが、シシリー八十歳、夫の死後であり、語り口もまた熱を帯びている。夫についても語った後で、テレビ番組のモデルになった男性にも思いを馳せる。

夫が亡くなったのは、九十代になってからだ。彼は天寿を全うした。彼にとって、死ぬことはもうひとつの冒険だった。彼は私にこう言った。「僕は完全に幸せだよ。人生ですべきことはしたからね。死ぬ用意もできているよ」。

それは良い死だった。そして、良い死というのは、人々が想像するほど珍しいことではない。

……

私は人生を通して、ひとつのメッセージを伝えてきた。死にゆく人が家族の一員であることを見せることがいかに大切なことであるかと。カメラを迎えてくれた男性は平穏に、偉大なる個人的尊厳を失うことなく亡くなった。自分の死がフィルムに収められることを許すことは、彼の勇敢な行為だった。そしておそらく、テレビ局のスタッフは、彼よりもさらに勇気を必要とした。

彼の態度はこのようなものだったと私は想像する。「フィルムが他の人の役に立つのなら、俺にやらせろよ」。

おわりに

シシリー・ソンダースは緩和ケアを当初から、志を同じくする多くの仲間と共有し、自己成長してきた治療者である。たとえば、「スピリチュアルケア」と題する論考の「実践に励む」という節の中で、こう述べている。

「身体的ニードに対するケアが、言葉にならないスピリチュアルペインに対して私たちが提供できるすべてなのかもしれないが、患者が最終的に死のもう一つの側の真実に直面するとき、それで充分なのかもしれない。私たち自身の痛みは、もしも相手に提供すべきもので相手の利用を願うものを静かに手渡すことができるなら、耐え易きものとなるだろう。もしも今度は私たちが、意味の探求、つまり自分自身のストーリーの受容、そして究極において善き信じるに足る創造の場所の受容の探求を続けるならば」。

つまり、自らの実践が言葉にならないものに向かうとき、自らの意味の探求こそが重要であり、そこには、読み、書き、書いたものを共有するという活動が必須となることを誰よりもよく認識していたのだと思う。

二〇一五年六月十九日、日本緩和医療学会での私の招聘講演を聞かれて、座長の阿部まゆみ先生が、シシリーの来日に際しての桜へのご執心エピソードを披露された。時期が遅く、京都の奥まで見に行かれたのだと。それはきっと、日本人の桜好きを決定づけた西行の見た桜に違いない。私は勝手にそう思い、右手に歌集、左手に数珠を持った彼の肖像画を想起して、その二刀流、正にナラティブ・メディスンの祖、ウィリアム・カーロス・

ウィリアムズに通じるではないかと悦に入ったのだった。

＊注

＊1　close reading：精密読解。一九四〇年代に新批評家たちによって導入された言葉。
＊2　Kübler-Ross, E. "Death in Other Cultures", CRUX（Toronto Graduate Christian Fellowship Publication）Vol.II, No.3, 1973-1974, Toronto, Ontario, Canada.
＊3　その後、セントルイスにさらに移住したのは、T・S・エリオットの祖父である。
＊4　古代インドの叙事詩『マハー・バーラタ』などに登場する英雄神。その中の「バガヴァッド・ギーター」という挿話に拠る。
＊5　本詩集についての解説はすべて、T・S・エリオット（著）／（森山泰夫（訳）1980『四つの四重奏曲』注解　大修館書店）に負っていることをお断りしておく。
＊6　先祖の一人アンドリューがアメリカ大陸に移住し、一六六七年、マサチューセッツ州セイレムに居を構えた。

▼文献▲

Blake, W.／（寿岳文章（訳）2013『ブレイク詩集』解説　岩波書店　317頁）
Charon, R. (2004) The Ethicality of Narrative Medicine. In B. Hurwitz, T. Greenhalgh & V. Skultans, (eds), Narrative Research in Health and Illness. Blackwell Publishing.（シャロン：ナラティブ・メディスンの倫理性／斎藤清二・岸本寛史・宮田靖志（監訳）2009『ナラティブ・ベイスト・メディスンの臨床研究』金剛出版）
Charon, R. (2005) Narrative medicine: Attention, representation, affiliation. Narrative, 13, no.3: 261-270.

Charon, R. (2006) Narrative medicine: Honoring the stories of illness. Oxford University Press.（斎藤清二他（訳）2011『ナラティブ・メディスン』医学書院）

Eliot, T. S. Four Quartets（森山泰夫（訳）1980『四つの四重奏曲』大修館書店）

Frankl, V. E., & Lapide, P.（2005）Gottsuche und Sinnfrage. Munchen: Gütersloher Verlagshaus.（柴田豊彦・広岡義之（訳）2014『人生の意味と神：信仰をめぐる対話』新教出版社）

Hedtke, L., & Winslade, J. (2004) Re-membering Lives. Amityville, New York: Baywood Company.（小森康永・石井千賀子・奥野　光 2005『人生のリ・メンバリング』金剛出版）

Jung, 1959／（秋山さと子・野村美紀子（訳）1980「個性化過程の経験」『ユングの人間論』思索社　所収189頁）

小森康永（2015）ナラティブ・メディスン入門　金剛出版

小森康永・岸本寛史（編）（2014）ナラティヴ・オンコロジー　遠見書房

Saunders, C. (1973-1974) 'A Place to Die'. Crux, 11 (3), 24-27.

Saunders, C. (1987) What's in a name? Palliative Medicine, 1(1):57-61.

Saunders, C. (1988) Spiritual Pain. Journal of Palliative Care, 4(3) Sept: 29-32.

Saunders, C. (1989) Hospice - A Meeting Place for Religion and Science, 1-13. Unpublished in English.

Saunders, C. (1998) 'Why I Welcome TV Cameras at the Death Bed'. Daily Mail, Friday, 20 March.

解説❷ がん医療におけるリジリアンス

がん医療におけるリジリアンス研究とは、膨大な領域にわたるものであろう。しかし、リジリアンスが心理社会的予後に焦点を当てている以上、まずは、緩和ケア領域に着目するのが妥当であろうか。緩和ケア全般におけるリジリアンスについて語るなら、聖クリストファー・ホスピスのスタッフが編集した、"Resilience in Palliative Care"(Monroe & Oliviere, 2007)を繙くべきだ。そこでは、二本の総論に続いて、緩和ケアにおけるリジリアンスのさまざまな諸相別に、九本の各論が並んでいる。

リジリアンスの原点がWerner & Smith(2001)の数十年にわたる予後調査にある以上、がん医療におけるリジリアンスとは、がんと診断されたものの治療を生き延びたがんサバイバー(Mullan, 1983 : 1985)(表1)か、がん患者を看取った遺族に、その中核群を見出すことになろう。本稿では、後者に注目したい。なぜなら、シシリー・ソンダース(Cicely Saunders)が近代ホスピスを開設した最大の動機づけが、ある患者を自ら看取った経験にあるからだ。

哲学、心理学、宗教など、こと人間を対象とした

表1　がんサバイバル地図（Mullan, 1985 をもとに作成）

	急性期	延長期	長期安定期
スピリチュアル	死の直面化		
社会的	家族の、および家族へのサポートが必要	家庭、地域、職場における身体的制約への対応／ボディイメージ変化と職業的役割変更（強さ、忍耐、ユーモアが必要）／グループ	雇用と保険の問題／偏見／昇進／転職困難
心理的	恐怖 不安	再発の恐怖 さまざま（孤立、荒廃、抑うつから不安まで）	
身体的	診断、検査、治療	寛解、治療終結、間欠的治療	治癒／続発性腫瘍／治療による長期的影響／生殖保健学

た学問領域において新規な視点ないし実践領域を提示した人々には、どこか身を切った風情がある。たとえば、バイオサイコソーシャルモデルを提唱したエンゲルのバイオサイコソーシャルな出来事に満ちた生活史（小森 2014）、家族ホメオスターシスを提唱したジャクソンの夫婦関係（小森 2015）、そして時間精神医学を独力で築き上げたメルゲスのI型糖尿病治療経験（小森 2010）など。一方、そのような創始者の生活史を理解する中で、彼らの提唱した概念なり実践の肝でありながらもそれまで見えなかった部分が見えてくるのではないか。本稿では、これを前提にして、伝記的アプローチを選択した。

I　シシリー・ソンダースの看取り体験

シシリー・ソンダースは、一九一八年六月二十二日に、同胞三人第一子ひとり娘として、ロンドン北部で生まれた。父親が不動産業者として成功したため、家族はハドリー・グリーンで恵まれた中産階級の生活を送る。しかし、学校にうまく適応していないと判断した父親によって、彼女は十四歳で少女のための寄宿制学校、ロデオンに入れられる。看護師になることを希望するが父親に反対され、一九三八年には、政治学、哲学、そして経済学を学ぶために、オックスフォード大学に入学。この頃、スコットランドの高地を旅し、劇的な宗教的改宗を体験し、その後しばらくして福音派に回心している。一九四〇年十一月、彼女は学業を一時中断し、遂にロンドンのナイチンゲール看護学校聖トマス校に入学する。戦時看護師として病院をいくつか回るが、一九四四年には背中の持病により看護師を「免役」されたため、オックスフォードに戻り、同年に公衆社会管理学戦時学位を取得。その後、ソーシャルワーカーの訓練を受け、聖トマス病院で働くことになった。

ソンダースは一九四七年にアーチウェイ病院で、故郷を遠く離れ病いに倒れて死にゆく状態にあった患者のケアに深く関わることになる。そのうちの一人が、大腸がんの終末期にあった四十歳のユダヤ人男性患者、デイヴィッド・タスマ（David Tasma）である。彼は第二次世界大戦後、ロンドンに亡命し、一九四七年には、アーチウェイ病院に入院していた。タスマのプロフィールはあまり知られていないが、一九〇七年にワルシャワで生まれたようだ。ソンダースの「はじまり―デイヴィッド・タスマに捧ぐ」（Saunders, 2006）という詩によれば、子ども時代、ラビの祖父がベッドに彼を呼び寄せ、夜遅くまで宗教的な話をしたが、宗教的な心は育たなかった。ソンダースとタスマの関係は急速に親密さを増し、壊れやすいものの愛情に溢れた関係となった。ある日、彼は彼女に言った。「僕が唯一欲しいのは、君のあたまとこころの中にあるものだ」。この知性と感情の組み合わせは、彼女のその後の仕事において指針となった。二人は、人々が人生を終えるためのもっと家のような場所を創造することの可能性について語り合った。転院後の多忙な病棟でいのちを終える中、タスマは、父なる神が自分を家に呼び寄せる感覚を抱く。一九四八年二月二十五日、タスマは死に際し、ソンダースに五百ポンドの贈り物と励ましの言葉を残した。「僕が君のホームの窓になるから」(Clark, 2006)。

Ⅱ 「公認されない悲嘆」

ソンダースがタスマをいかにして看取ったか詳細な記述は公開されておらず、唯一の伝記にも描かれていない。タスマに身寄りがないとはいえ、ソンダースが彼の恋人に過ぎないという事実は、周囲の人々、特に同僚である医療者にはどのように受け取られたのだろう。彼女は彼の元ソーシャルワーカーである。医療者が患者と恋に落ち、看取りに至るという経緯は、現代の日本でも逸脱行為として陰口を叩かれこそすれ、歓迎されるとは考えにくい。このような状況こそが、ソンダースの悲嘆に影響し、かつその後の偉業へと結びつけたのか。

ドーカ(Doka, K.)は、公的権利を剥奪された悲嘆のことを「喪失が公に証人されない、社会的に認定されない、あるいは公に悼まれない悲嘆」と定義して、「公認されない悲嘆(disenfranchised grief)」と呼んでいる(Doka, 2002)。彼が言及しているのは、認知されない悲嘆や、承認されることのない悲嘆、あるいは主要なものとして社会的認可を受ける関係には入らない人たち(たとえば、未婚の恋人、ペット、百歳を超える人たち、近隣の人たちの死など)についての悲嘆経験である。ヘッキ(Hedtke, L.)らは、社会実践が口を封じ、悲嘆との距離を取らせる効果を持つことを問題視する点で、これとリ・メンバリング実践に共通項を見出している（Hedtke & Winslade, 2004）。ソンダースがこのような悲嘆の中にあったとするならば、彼女は最愛の恋人を失うのみならず、社会的排除（それが自らの悲嘆が共有されないというものに留まるのであったとしても）を身をもって知ったはずだ。タスマの遺言もあり、彼女の将来は、ホスピス実現に向けて一気に加速される。

ここで、ソンダースの看取りを連想させる歴史的人物を比較参照してみよう。カフカの最後の恋人、ドーラ・ディアマント（Dora Diamant）だ。

Ⅲ　カフカを看取ったドーラ・ディアマント

フランツ・カフカ（Franz Kafka）は、代表作の『変身』が、がんの終末期患者のメタファーだとする解釈（西 2011）もあるが、自身が「緩和ケア」を受けている。ただし、カフカはがんではなく、喉頭結核である。近年、非がんの緩和ケアは注目されつつあるし、当時のサナトリウムは現代のホスピスと共通点も多いので、ここでの比較検討にも値するだろう。

カフカは一八八三年にプラハに生まれた。父親は一代でプラハの目抜き通りに装身具店を構えたたたきあげの商人である。妹が三人いる。プラハ大学卒業後、一九〇八年にボヘミア国労働者傷害保険協会に就職するが、同年「観察」という短篇をすでに発表。一九一五年には「変身」も発表されてはいるが、作家として自立するにはほど遠い状況にあった。女性関係は優柔不断を絵に描いたような形でフェリーツェ（1912. 8 ~ 1917. 12）、ユーリエ（1919.1 ~ 12）、そしてミレナ（1920. 4 ~ 11）の三人への手紙が知られている（Raoul-Duval. 2011）。期待をかけた長男に落胆した父親との確執は強かった。

ディアマントは一八九八年三月四日ポーランド

のパビヤニツエに生まれた。十歳前に母親を亡くし、父親は織物業の街、ベンジンに居を移す。第一次世界大戦中は、彼女が五人のきょうだいの世話をすることになった。二十歳のとき父親の勧める結婚を拒否したためクラクフの師範学校に送られるが、ベルリンに逃げ、ユダヤ人コミュニティで先生をしながら生き延びた。ディアマントは幼いころから貧しさに慣れており、故里をとび出してからも飢え死にすれすれの生活を、若さのエネルギーと貧困のなかで身につけた才覚でしのいだ。何であれ全身全霊で打ち込み、献身的に努める女性であった。

二人が出会うのは、一九二三年七月十三日、バルト海の保養地ミュリッツである。カフカは結核療養でそこを訪れ、ディアマントはバイトでベルリンからそこに来ていた。二人は恋に落ち、ディアマントはカフカが翌年六月三日にウィーン近郊のサナトリウムで亡くなるまで献身的にケアを続ける。

カフカにとっては、丁度、死を意識しつつ自らのルーツであるユダヤ性に目覚めた頃であり、ディアマントは東方ユダヤ人のハシディスム派信者の娘であり、ヘブライ語とイディッシュ語を流暢に話した。カフカにとって、そんな娘は、ひときわ神秘的だったはずだ（池内 2010）。

ここで、ソンダースとディアマントの共通性を抽出するのは容易である。祖父母の世代で落ちぶれていた家系をその商才でもって一気に盛り返した父親がいて、母親は心理的にしろ身体的にしろ不在であり、その長女としての責任と期待に背く形で、自らの人生を追求していた二十代の女性が、余命幾許もない四十歳のユダヤ人男性を献身的に看取る。その際、彼女たちのその後の人生を大きく左右する「遺言」が残された。

Ⅳ　ソンダースとディアマントのその後

　ソンダースはタスマの死後すぐに、終末期疾患を抱えた人々のケアをもっと学ぶことにし、がんで苦しむ人々に惹きつけられた。彼女はボランティアとして、死にゆく人のためのホーム、聖ルカ病院で働いた。そこは、痛みに対する屯用指示についての看護師たちの拡大解釈によるオピオイド定期投与によって、どこよりも患者の痛みがコントロールされていた。それを実践すべく彼女は医学を学ぶ一大決心をし、一九五二年には医学部に入学。三十九歳で医師免許を取得する。

　一九五八年、彼女は聖メリー医学校の研究員となり、聖ジョゼフ・ホスピスで緩和ケアの研究を開始した（彼女を任命したハロルド・スチュワートはシシリーの父親のテニス仲間である）。しかしながら一九六〇年代初頭には、個人的な喪失が続いて、手痛い打撃を受ける。特記すべきは、タスマと同じポーランド系ユダヤ人であった、がんの末期患者アントーニ・ミチュニヴィッチ（Antoni Michniewicz）との恋愛、喪失である。彼女はほんの二、三人の親友にしか明かさなかったものの、完全な放心状態となった。続いて、七年来の親友でもあり患者でもあったG夫人が他界し、父親であるゴードン・ソンダースの死が訪れた。彼はしばらく病床にあったが、遺書に記された不公平な判断によって、彼女の悲嘆はより複雑なものとなった。

　この頃、彼女は近代ホスピスケアの基本的原理をあきらかにし、自分の知っていることを他者に向けて教育しはじめた。彼女の「トータルペイン（total pain）」という概念は、医学が死にゆく人に対して絶望的な拒絶を示す中、疼痛緩和を確実にし、尊厳を維持し、そして残された時間を少しでも実り豊かなものにすることを求めるポジティヴで想像的な代替手段を提供した。

重要なのは、彼女が近代ホスピス施設を建設する自分自身の計画にコミュニティとして取り組んだことである。八年間にわたる資金調達、計画、そしてホスピスというアイデアの啓発によって、聖クリストファー・ホスピスは、サイデンハムの緑の多い通りに開設され、一九六七年の夏に、はじめての患者を迎え入れた。その後は、近代ホスピスの母と称される、つとに知られた活動となる。デイムの称号を与えられ、宗教界のノーベル賞とも称されるテンプルトン賞など多くの賞歴にもことかかなかったが、二〇〇五年、骨がんによって他界する。長年連れ添ったポーランド人画家の夫とのあいだに子どもはない（du Boulay. 1984/2007; 小森 2017a ; 2017b）。

一方、ディアマントはカフカの死後、しばらく彼の実家で同居したものの、二カ月ほどで、カフカの遺言である女優になるようにというアドバイスに従い、ベルリンに出る。結局、デュッセルドルフで劇団の研究員となりしばらく女優をしていたが、再びベルリンに戻り、ドイツ共産党で働くうちに指導的立場にあった人物と結婚する。しかし、一九三三年二月、ヒトラーが政権を握ると、夫も含め家族から四人の逮捕者が出た。ゲシュタポが押収した書類には彼女が秘匿していたカフカの原稿も含まれており、ディアマントは絶望し、良心の呵責からほとんどヒステリー状態に陥った。一九三四年には娘が生まれたが、ディアマントは大学教授でソ連への招聘を受けた義理の父親と娘の三人でドイツを去る。そしてモスクワで夫と落ち合ったのも束の間、夫は逮捕されて有罪判決を受け、ヴォルクタに送られる。そうこうするうちに幼い娘は腎臓病に罹り、当時のソヴィエトでは治療薬は入手不可能だと判明する。そこで、ディアマントは、スターリンによる粛清が猛威をふるい、夫が有罪判決を受け、自らはポーランド系ユダヤ人であるにもかかわらず、四歳の娘をつれてソヴィエトを脱出する。母と娘は第二次大戦勃発の直前にイギリスにたどり着く。戦後、多くのユダヤ人の援助によって母子は生き延び、ディアマントはイディッシュ語演劇の批評を書くなど東方ユダヤ文化の保存に貢献したが、その一方で、カフカについての誤解を正そうと公の発言を始める。しかし、一九五二年、五十四歳で腎臓病によって、夢半ばで他界する。十八歳の娘はカフカの姪夫婦を後見人として生き延びるが、晩年、統合失調症を発病し、一九八二年自宅で心不全にて死去しているところを警察によって発見された。享年四十八歳（Diamant, 2003）。

V　遺族のリジリアンス

ソンダースとディアマントは両者とも、伝記が書かれるほどの傑出した人物であり、双方とも自らの人生のターニングポイントを恋人の看取りだと公式に発言している以上、逆境としての看取りを体験したリジリアントなケースと考えてよい。

二人はⅢで小括したように、もともと独立心旺盛で、自らが人生に何を求めるかということに意識的な、意志の強い女性であり、家族も含め現実社会との摩擦を経験していたことが、件の看取りに繋がったように思われる。ただし、その看取りは、当事者にとって「公認されない悲嘆」と体験された証はない。ソンダースには公開記録がない。ディアマントについては、療養所での未婚女性に対する蔑視や葬儀の場での孤独はあったものの、何よりもカフカの死後、彼の実家で二カ月ほど厚遇されているという事実がある。それよりも、それぞれのパートナーから残された遺言を実現する方向に人生を一機に展開させたところが際立つ。タスマはホスピス設立を、カフカは女優になることをそれぞれのパートナーに求めた。

一方、この二人の看取り体験後の人生を振り返るとき、最も重要だと思われるのは、（本稿において、伝記に記されたほどの事実を詳細に辿る紙幅はなかったが）人と人との偶然の結びつきである。それは、どれか一つが欠けたとしても、その後の展開はなかったと思わせる細い糸のような結びつきである。もちろん、それらがなくても別の形の達成はあっただろうが、この二人の例が示しているのは、あきらかに周囲からの援助の重要性である。二人の波瀾万丈の人生は、当人の「回復力」によって実現したとは考えにくい。

わずか二例から何かを演繹するのは時代錯誤であるが、看取りというターニングポイントを経てリジリアントな展開を見せた女性において、抽出される展開機転は、看取りという場での会話からこそ得られる死にゆく人のメッセージと、遺された人のその後の社会資源への臨機応変なアクセスということになろうか。

▼文献▲

Clark, D.（2006）Introduction. In Cicely Saunders with an introduction by David Clark: Cicely Saunders: Selected Writings 1958-2004. Oxford University Press.

Diamant, K.（2003）Kafka's last love. New York: Basic Books.

Doka, K.（2002）Living with Grief Loss in later life. Washington, D. C.: Hospice Foundation of America.

du Boulay, S.（1984/2007）Cicely Saunders. Updated with additional chapters by Rankin, M. London: Society for Promoting Christian Knowledge.（若林一美（監訳）1989/2016『シシリー・ソンダース』日本看護協会出版会）

Hedtke, L. & Winslade, J.（2004）Re-membering Lives: Conversations with the dying and the bereaved.

Amityville, New York: Baywood Publishing Company, Inc.（小森康永・石井千賀子・奥野　光（訳）2006『人生のリ・メンバリング』金剛出版）

池内　紀（2010）カフカの生涯　新書館（白水社uブックス）

小森康永（2010）「フレデリック・タウン・メルゲス：時間と内的未来」緩和ケアと時間　金剛出版　pp.203-213.

小森康永（2014）エンゲルとは誰か？　渡辺俊之・小森康永（著）バイオサイコソーシャルアプローチ　金剛出版　pp.119-125.

小森康永（2015）どうして治療者と治療を区別できようか？：ドン・ジャクソン，あるいは「今，ここで」とマリタル・キド・プロ・クオ『精神療法』41（5）：679-685.

Monroe, B., & Oliviere, D.（Eds.）（2007）Resilience in Palliative Care. London: Oxford University Press.

Mullan, F.（1983）Vital Signs: A Young Doctor's Struggle with Cancer. New York: Farrar, Strauss and Giroux.（改田明子（訳）2017『がんサバイバー』　ちとせプレス）

Mullan, F.（1985）Seasons of survival: Reflections of physician with cancer. NEJM, 313（4）; 270-273.

西　成彦（2011）ターミナルライフ：終末期の風景　作品社

Raoul-Duval, J.（2011）Kafka in Love. translated by Wood, W. New York: Other Press.

Saunders, C.（2006）Hospice : A meeting place for religion and science, 1-13. Unpublished in English, 1988. In Cicely Saunders with an introduction by David Clark: Cicely Saunders: Selected Writings 1958-2004, Oxford University Press.

Werner, E. E., & Smith, R. S.（2001）Journeys from Childhood to Midlife: Risk, resilience and recovery. Ithaca, N. Y.: Cornell University Press.

▶ **出典** ◀　『家族療法研究』（2016）33（3）：269-273.

編訳者あとがき

本書は、シシリー・ソンダースが〝Nursing Times〟のために書いた論考を十三本訳出したものである。これは完全に、拙訳『シシリー・ソンダース初期論文集 1958-1966』の副産物だ。シシリーの論考を訳していくと、数珠つなぎにこれもあれも訳しておきたいと思うことになった。〝Nursing Times〟という雑誌に限ったのは、彼女とこの雑誌とのあいだには深い関係があるからだ。実際、彼女の執筆活動の最初の十年に書かれた六十本の論文のうち、十四本が本誌に掲載されている。尚、本誌収録のソンダース論考は全部で二十三本（本書の「補遺」参照）だが、一九七六年の七本の論考は一九五九年の連載の改訂版なので元々の各論考の訳註で解説し、一九八四および一九八六年の論考はインタビュー記事であるため、本書によりソンダースの本誌掲載論考はほとんど網羅されたことになる。

それにしても、一九五九年十月九日から六週間立て続けに繰り出されたシシリーの論考を当時の読者はどんな興奮でもって読んだのだろう？　その後、三本の書評を読んでどのくらいの人が自分でもその本を読んだのか？　「ある患者」に込められたシシリーの患者との友情、「突然の死から…」における自己治癒、「人生最期のとき」における飛躍、そして「わたしと共に目を覚ましていなさい」の宗教性など、実に美しく書かれたものばかりだ。

解説❶「ナラティブ・メディスンとシシリー・ソンダース」は、デイヴィッド・クラークによるソンダース論文集の第十九章「死ぬための場所」、三十三章「ホスピス　宗教と科学が出会う場所」、三十七章「なぜ私は死の床にテレビカメラを歓迎するのか」に多くを負っている。実は、これらの論考はかなり以前に訳したものの翻訳権取得の困難さから早々に出版をあきらめたものである。しかし、けがの功名というべきか、それらを眺めていると、シシリーのナラティブ・オンコロジストとしての側面が浮上したのである。結果は、お読みの通りだ。

一方、解説❷「がん医療におけるリジリアンス」は、正直に言うと、私の創作ノートのリサイクルである。シシリーが、カフカの最後の恋人を看取ったという歴史小説のためのメモだ。シシリーの最後の肖像画を描いたキャサリン・グッドマンが語り手の『シシリー・ソンダースの肖像』。ところで、あれほど文学に造詣の深いシシリーがカフカについて語らなかったのは、なぜだろう？　解説でも書いた通り、タスマに対するケアは、見方次第では、相当危うい。緩和ケアに「燃え尽き症候群」が多いのは、なぜか。私ごとき者には皆目見当もつかないが、「燃え尽きる」のは恋だ。そんなことも連想させるすべてのはじまり、つまり創造性を大いに奮い立たせる何かが、シシリーの周辺にはある。

最後に、北大路書房の皆さん、特に、事務処理的に困難を極めたこの翻訳出版を実現に持ち込んでくれた若森乾也さんに盛大な拍手を送りたい。企画を持ち込んだ際の彼の第一声は今でも忘れられない。「シシリー・ソンダースの出版は、北大路にとって事件です！」事件を未遂に終らせなかった彼の粘り強さに、私、そして読者も救われたのである。

聖クリストファー・ホスピス開設五十周年の二〇一七年三月二十四日　名古屋にて

編訳者　小森康永

補遺

"Nursing Times" 掲載のシシリー・ソンダース論文一覧

- Saunders, C. (1959a) Care of the dying 1. The problem of euthanasia. Nursing Times, October 9: 960-961.
- Saunders, C. (1959b) Care of the dying 2. Should a patient know ...? Nursing Times, October 16: 994-995.
- Saunders, C. (1959c) Care of the dying 3. Control of pain in terminal cancer. Nursing Times, October 23: 1031-1032.
- Saunders, C. (1959d) Care of the dying 4. Mental distress in the dying. Nursing Times, October 30: 1067-1069.
- Saunders, C. (1959e) Care of the dying 5. The nursing of patients dying of cancer. Nursing Times, November 6: 1091-1092.
- Saunders, C. (1959f) Care of the dying 6. When a patient is dying. Nursing Times, November 19: 1129-1130.
- Saunders, C. (1960) Review of H. L. Glyn Hughes. Peace at the Last.

London: The Calouste Gulbenkian Foundation. Nursing Times, July 15: 879.

- Saunders, C. (1961b) A patient ... Nursing Times, 31 March: 394-397.

- Saunders, C. (1962) 'And from sudden death ...' Nursing Times,17 August: 1045-1046.（本稿は Saunders, C. (1961a) And from sudden death ... Frontier, Winter, 1-3. の縮約版）

- Saunders, C. (1965a) The last stages of life. Nursing Times, 30 July: 1028-1032.（本稿は Saunders, C. (1965) The last stages of life. American Journal of Nursing, 65 (3) March: 70-75. の再録）

- Saunders, C. (1965b) Review of Church Assembly Board for Social Responsibility. Review of Decisions About Life and Death. A problem in modern medicine. In Nursing Times, 16 July: 978.

- Saunders, C. (1965c) 'Watch with me'. Nursing Times, 61 (48) 26 November: 1615-1617.（季羽倭文子（訳）1979　看とりの心『看護学雑誌』43 (6): 621-627.）

- Saunders, C. (1967a) Review of J. Hinton (1967) Dying. Harmondsworth: Penguin. In Nursing Times, 28 July: 990.

(No author) Saunders, C. (1967b) St Christopher's Hospice. Nursing Times, 28 July: 988-989.（これは、Saunders, C. (1967) St Christopher's

Hospice. British Hospital Journal and Social Service Review, LXXVII: 2127-2130. とまったく違うもので、2頁に聖クリストファーの写真が 10 葉掲載されているのみ)

- Saunders C. (1976a) Care of the dying - 1. The problem of euthanasia. Nursing Times, 72 (26), 1 July: 1003-1005.

- Saunders C. (1976b) Care of the dying - 2. The problem of euthanasia - 2. Nursing Times, 72 (27), 8 July: 1049-1052.

- Saunders C. (1976c) Care of the dying - 3. Should a patient know ...? Nursing Times, 72 (28), 15 July: 1089-1091.

- Saunders C. (1976d) Care of the dying - 4. Control of pain in terminal cancer. Nursing Times, 72 (29), 22 July: 1133-1135.

- Saunders C. (1976e) Care of the dying - 5. Mental distress in the dying. Nursing Times, 72 (30), 29 July: 1172-1174.

- Saunders C. (1976f) Care of the dying - 6. The nursing of patients dying of cancer. Nursing Times, 72 (31), 5 August: 1203-1205.

- Saunders C. (1976g) Care of the dying - 7. The last achievement. Nursing Times, 72(32), 12 August: 1247-1249.

Saunders C. (1984) A pioneering approach to the dying (interview

by Laurence Dopson), Nursing Times, 80 (13), 28 March - 3 Apr: 16-18.（インタビュー記事であり、論考ではない）

Saunders C. (1986a) The last refuge. Nursing Times, 82 (43), 22 October: 28-30.（インタビュー記事であり、論考ではない）

Saunders C. (1986b) Hospice evolution. Nursing Times, 4 October.（文献記載不十分にて検索不能）

● 印の 13 本の論文を本書に翻訳収録

▶ 印の 7 本の論文は、1959 年の連載の改訂版

索引

編訳者紹介

小森康永（こもり　やすなが）

1960 年　岐阜県生まれ。
1985 年　岐阜大学医学部卒業。同大学小児科に在籍。
1995 年　名古屋大学医学部精神科へ転入後、愛知県立城山病院に勤務。
現　在　愛知県がんセンター中央病院精神腫瘍科部長

〈主著〉
『緩和ケアと時間』金剛出版　2010 年
『ディグニティセラピーのすすめ』（チョチノフとの共著）金剛出版　2011 年
『終末期と言葉』（高橋規子との共著）金剛出版　2012 年
『バイオサイコソーシャル・アプローチ』（渡辺俊之との共著）金剛出版　2013 年
『ナラティヴ・オンコロジー』（岸本寛史との共著）遠見書房　2014 年
『はじめよう！ がんの家族教室』（編）日本評論社　2015 年

〈訳書〉
ヘツキとウィンスレイド『人生のリ・メンバリング』金剛出版　2005 年
チョチノフ『ディグニティセラピー』北大路書房　2013 年
デンボロウ『ふだん使いのナラティヴ・セラピー』北大路書房　2016 年
ヘツキとウィンスレイド『手作りの悲嘆』（仮題）北大路書房　刊行予定

著者紹介

シシリー・ソンダース（Cicely Saunders）

1918年6月22日、同胞3人第一子ひとり娘として、ロンドン北部で生まれる。父親の不動産業者としての成功により、家族は物質的に恵まれた中産階級の生活を送った。1938年、政治学、哲学、そして経済学を学ぶために、オックスフォード大学に入学。1940年11月、学業を一時中断し、ロンドンのナイチンゲール看護学校聖トマス校において戦時看護師となる。しかし、1944年に背中の持病により看護師として「免役」されたため、すぐにオックスフォードに戻って学術的研究をし、同年に公衆社会管理学戦時学位を賦与された。その後、アルモナー（現在のソーシャルワーカー）としての訓練を受け、聖トマス病院勤務。その後、ボランティアとして、ベイズウォーターにある死にゆく人のためのホーム、聖ルカ（St Luke's）で働き、1952年に医学部入学。39歳で医師免許取得。1958年には、聖メリー医学校研究員として、聖ジョゼフ・ホスピスでの研究を開始。1967年夏に、聖クリストファー・ホスピスを開設し、以後18年にわたって医療部長を務める。その貢献によって、宗教領域における顕著な貢献に対するテンプルトン賞（1981）やメリット勲章（1989）など多数受賞。1980年には、画家であるマリアン・ブフーズ - ジスコと結婚。2000年には聖クリストファー・ホスピス会長の立場を下り、理事長／創設者の役を引き受け、ロンドンのキングス・カレッジ内のシシリー・ソンダース財団の発展を支援した。2002年に、乳がんになり、病態が悪化すると、彼女はやすらぎを得て、2005年の初春には聖クリストファーのナフィールド棟の一室に移った。2005年7月14日他界。

D. クラークによってまとめられた論文集の他に書簡集（Clark, D.（2002）*Cicely Saunders*. Founder of the Hospice Movement: Selected Letters 1959-1999. Oxford: Oxford University Press）や宗教的論考集（Saunders, C.（2005）*Watch with Me. Inspiration for a life in hospice care*. Lancaster: Mortal Press, reprinted Lancaster: Observatory Publications）など著作多数。

ナースのためのシシリー・ソンダース
ターミナルケア　死にゆく人に寄り添うということ

2017年5月10日　初版第1刷印刷
2017年5月20日　初版第1刷発行

定価はカバーに表示してあります。

著　者　シシリー・ソンダース
編訳者　小　森　康　永
発行所　㈱北大路書房
〒603-8303　京都市北区紫野十二坊町12-8
電　話　(075) 431-0361㈹
FAX　(075) 431-9393
振　替　01050-4-2083

編集・製作　本づくり工房　T.M.H.
装　幀　上瀬奈緒子（綴水社）
印刷・製本　モリモト印刷（株）

ISBN 978-4-7628-2968-0　C3047　Printed in Japan© 2017
検印省略　落丁・乱丁本はお取替えいたします。

ナラティヴ・セラピストになる
◆人生の物語を語る権利をもつのは誰か？

S・マディガン 著　児島達美他 監訳

A5判・232頁　定価：本体2600円＋税

ISBN978-4-7628-2901-7　C3011

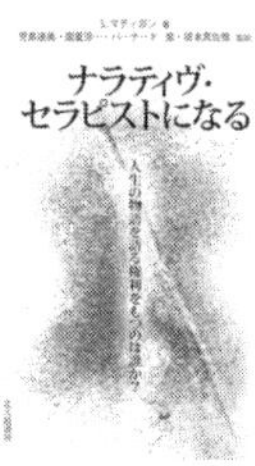

「権力と知の不可分性」などのポスト構造主義の理論がナラティヴ・セラピーの実践の中でどのように適用されるのか、豊富な事例を通して示す。「語られるストーリーを語る権利は誰にあるのでしょうか？」をはじめ、語られている問題の物語に存在する「偏り」の「神秘のベール」を取り除くための「治療的会話」を展開する。

ナラティヴ・アプローチの理論から実践まで
◆希望を掘りあてる考古学

G・モンク他 編　国重浩一、バーナード紫 訳

A5判・246頁　定価：本体2600円＋税

ISBN978-4-7628-2606-1　C3011

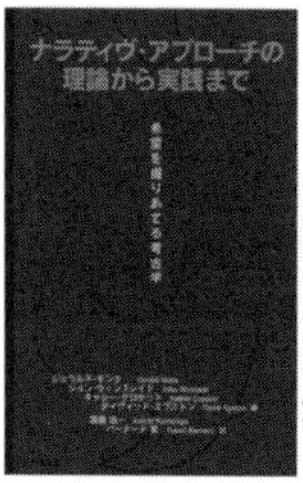

「不登校」「拒食症・過食症」「アルコール依存」などの言葉は歴史的、社会・文化的に意味づけられたものにすぎず、「真理」を伝えるものではない。「問題」と「人」とを切り離し、クライアント自らが「支配的なディスコース」からの解放の可能性を探る。クライアント／セラピストが「新たな物語」を「共著」する技法。

話がこじれたときの会話術
◆ナラティヴ・メディエーションのふだん使い

G・モンク他 著　池田真依子 訳

A5判・120頁　定価：本体2200円＋税

ISBN978-4-7628-2860-7　C3011

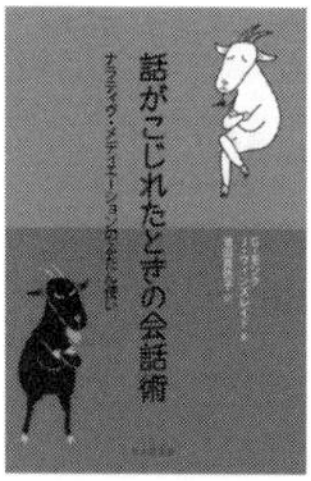

不安や苦痛を引き起こす対立に人びとが巻き込まれている状態を、物語を読み解くようにほぐしていく「会話術」を紹介。家族間の対立、会社内や組織間の抗争といった実践場面を引きながら、優勢な物語の中に例外を見つけるスキル（二重傾聴）や、問題と人とを切り離すスキル（外在化する会話）などを分かりやすく解説する。

ナラティヴ・メディエーション

◆調停・仲裁・対立解決への新しいアプローチ

J・ウィンズレイド他 著　国重浩一、バーナード紫 訳

A5判・270頁　定価：本体3200円＋税

ISBN978-4-7628-2729-7　C3011

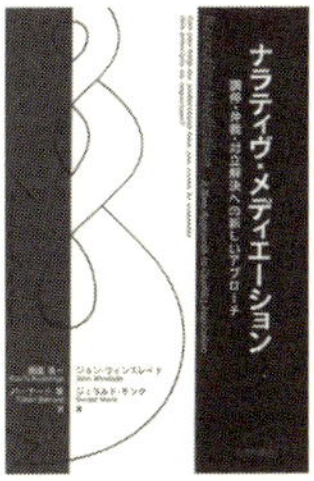

日常的な対人的葛藤から国際紛争まで、教育現場から医療領域まで、人々の内に在る欲求や動機を動かしがたい前提とする従来の調停理論を離れ、理解・敬意・共同を基盤としたオルタナティヴなストーリーを柔軟に紡ぎ直す新たな試み。社会構成主義の認識論に根ざし、調停者に強力な言語的ツールの数々を体系的に提供する。

ふだん使いのナラティヴ・セラピー

◆人生のストーリーを語り直し、希望を呼び戻す

D・デンボロウ 著　小森康永、奥野 光 訳

四六判・344頁　定価：本体3200円＋税

ISBN978-4-7628-2939-0　C1011

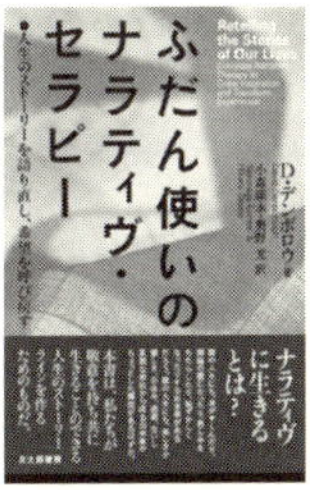

ナラティヴに生きるとは？　私たちが敬意を持ち共に生きることのできる人生のストーリーラインを作るためにはどうすればよいのか。トラウマ、虐待、個人的な失敗、悲嘆、老いといった困難に対峙するためのユニークな質問や道具、アイデアを提供。「問題の外在化」や「リ・メンバリング」など、人生のストーリーを書き換える方法を実践的に解説する。

ディグニティセラピー

◆最後の言葉、最後の日々

H・M・チョチノフ 著　小森康永、奥野 光 訳

A5判・216頁　定価：本体2700円＋税

ISBN978-4-7628-2812-6　C3011

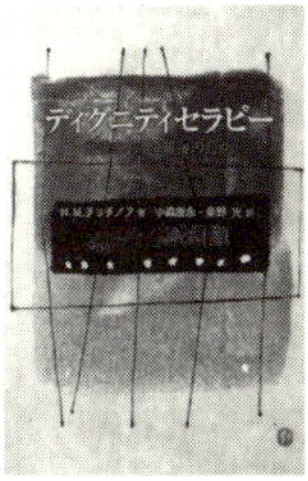

ディグニティセラピー創始者のチョチノフ自身の手による包括的な入門書。緩和ケアに役立つこの新しい技法が、どのようにして生まれ、発展してきたのか？　またそのエビデンスとは？　具体的な事例を通して、ディグニティセラピーをどのように行なうか、その実際を詳説。二〇一二年度PROSE賞臨床医学部門受賞。

好評発売中

シシリー・ソンダース初期論文集 1958-1966

――トータルペイン 緩和ケアの源流をもとめて

シシリー・ソンダース 著
小森康永 編訳

◆目次

Cicely Saunders Early Writings 1958-1966……Edited and translated by Yasunaga Komori

四六判・264頁 定価 本体2800円＋税

ISBN978-4-7628-2967-3